中医药院校特色通识教育读本

玺印篆刻

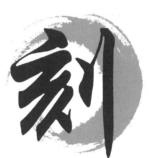

析赏

潘华敏 编著

张苇航 王 欢 协编

中国中医药出版社

· 北 京 ·

图书在版编目（CIP）数据

玺印篆刻析赏 / 潘华敏编著 . —北京：中国中医药出版社，2017.4（2017.9 重印）

（中医药院校特色通识教育读本）

ISBN 978-7-5132-3851-9

Ⅰ . ① 玺… Ⅱ . ① 潘… Ⅲ . ① 篆刻 — 鉴赏 — 中国 Ⅳ . ① J292.41

中国版本图书馆 CIP 数据核字（2016）第 307783 号

中 国 中 医 药 出 版 社 出 版

北京市朝阳区北三环东路 28 号易亨大厦 16 层

邮政编码　100013

传真　010 64405750

河北省武强县画业有限责任公司印刷

各地新华书店经销

*

开本 710×1000　1/16　印张 15　字数 207 千字

2017 年 4 月第 1 版　2017 年 9 月第 2 次印刷

书号　ISBN 978-7-5132-3851-9

*

定价　49.00 元

网址　www.cptcm.com

总前言

　　《中医药院校特色通识教育读本》是由上海中医药大学联合安徽中医药大学作为发起单位，依托全国中医药高等教育学会教学管理研究会及教育科学研究会这一平台，吸纳相关中医药院校的专家共同完成。本系列读本首批出版9种，以后将逐步推出后续读本。

　　通识教育（博雅教育）的目的在于造就博学多识、通权达变、通情达理、眼光长远且兼备多种才能与优美情感的人才，属于高层次的文明教育和完备的人性教育。其核心在培养健全的"人"，其实质就是对自由与人文传统的继承。医乃仁术，更是人学。扎实的文化基础、良好的科学素养是培养卓越中医药人才的关键，也是目前院校教育亟待加强的薄弱环节。诸如"夫医者须上知天文，下知地理，中通人事""博极医源，精勤不倦""发皇古义，融会新知""将赡才力，务在博见"等古训所言之意正是如此。因此，有必要从中医药人才职业发展特点出发，以优秀民族文化的独特视角，挖掘中医药文化的内核，帮助学生在成长过程中学会不断反思，唤醒其积极美好的"慧根"，真正静心思考生命的价值，从而最终达到个人发展、人格完善与职业终极目标的有机统一。

　　本系列读本围绕通识教育特点，以体现中医药院校学科特色为宗旨，立足中医药学科内涵规律及其独特的"审美"维度，在主题选取上既重视传统治学中有价值的瑰宝，又广泛涉及文学、历史、哲学和社会科学、自然科学基础等各个领域，努力做到传统与现代、东方与西方、人文社会学与医学科学等诸多因素的协调融合，从经史子集、古今中医名家的诗词书画著作赏析、人与社会的关系、现代科技发展动态等几个维度出发，满足读者获取知识、提高素养的要求。读本在语言风格上力求雅俗共赏、饱含情趣、详于叙事、略于说明，体现"学习尽在其中、情怀尽在其中，故事尽在其中"的写作特色。

令人感动的是，严世芸教授、王键教授等中医教育大家怀着对中医药事业的强烈使命感亲自参与策划，同时，各位作者在繁忙的教学和科研工作之余，仍以一腔热情，组成跨校、跨学科的共同体，潜心投入读本编写之中。首套读本的编写历时两年余，其间召集各类研讨活动二十余次，其编写过程本身就创造了一次次沉淀学术、积极思辨、凝练共识的机会。在此，对各位前辈和同道致以崇高的敬意。

期待通过读本写作这一纽带，引发大家对中医药教育和医学事业的深度思考，尤其希望获得各位读者的学习心得和智慧贡献，以致教学相长，共同进步。

上海中医药大学副校长

胡鸿毅

全国中医药高等教育学会常务理事、教学管理研究会理事长

2014 年 9 月

前　言

　　玺印篆刻是熔书法、诗文、绘画、雕刻于一炉的传统艺术，是我国悠久历史文化的一个组成部分。

　　"中国的传统文学艺术，最深刻地传达了中国传统文化的精神境界和生活情趣；中国的中医，特别是中医理论，最全面地体现了中国传统文化的根本观念和思维方式。这也就是说，中国传统文化的核心价值观和基本思维特点，最充分地体现在传统文学艺术和中医理论中；反之，通过对传统文学艺术和中医理论的了解和把握，也就可以更深刻地体悟中国传统文化的根本精神和思维特点。"（楼宇烈《中国的品格》）古代的葛洪、陶弘景、孙思邈、苏轼、黄庭坚、米芾、陆游、王履、李时珍、王肯堂、傅山等医人、学士，除道德文章外，均以精于医方、长于书法（篆刻）而名传千古；近代秦伯未、程门雪、严苍山等更是金石书画兼擅的医学大家，他们的人品学养、医学思想和艺术造诣受到后人尊重景仰！

　　事实证明，中医药工作者在驾驭本专业的同时，积累一定的美学知识和通晓一定的艺术技能，使专业学识和艺术文化有机地融合于一身，往往会对自身的综合素养起到升华作用。

　　艺术的意义在于非功利的精神价值追求，所以学习和提升传统文化艺术修养，对医学、医德的提高不无裨益。百年以来，思想家、教育家、学者蔡元培先生奋力倡导"科学救国，美育救国"。科学美育并行，可以造人，可以救国，于当今社会应更有现实意义。

编写本书，意在培养中医药专业学生对中国传统文化艺术的兴趣，使之成为开展课余文艺活动的专门知识引导。本书是加强人文素养教育，改变科技专门人才"单向度"倾向，发展理想人格的通识读本之一，对提高学生综合素养起着补充作用。

本书简浅系统地解析了中国玺印篆刻的发展轨迹和艺术特点，希望对有志学习于斯的中医药专业人员给予理论知识方面的帮助。全书篇幅适当，文字浅近，简明易懂，更配以大量印蜕图片，可供中医药专业的学生和青年教职人员作为课外自修用的辅助读本，有比较广泛的适用性。

潘华敏

2017 年 2 月

目 录

附篇

　　长期以来，社会上习惯把玺印称为"印章"，而中国的玺印实际包含两个部分：一是自战国前就有并一直沿用至今的实用玺印（印章），《周礼·地官·司市》有"凡通货贿，以玺节出入之"的记载；二是宋元后发轫，经明清发展成熟的文人篆刻艺术。

　　实用玺印又可分为"玺"和"印"两类。早期的印章统称"鈢"，同"玺"，秦汉写作"壐"。它的字形为"尒"加上金旁、土旁、玉旁而写作"鈢"等，也有写作"钰""鍴"等字形的，现代简体为"玺"。先秦的玺印，人人通用，无等级差别，如应劭《汉官仪》："玺，施也，信也。古者尊卑共之。"秦统一六国后，规定只有皇帝所用印称"玺"，而官、私所用一律改称印。蔡邕《独断》："秦以前，民皆以金玉为印，龙虎纽，唯其所好。然则秦以来，天子独以印称玺，又独以玉，群臣莫敢用也。"

　　故秦代至民国，玺是皇权或中央政府权力的凭证；而官、私印一直以来是朝廷、政府官署、官员职权或个人信用的凭证。

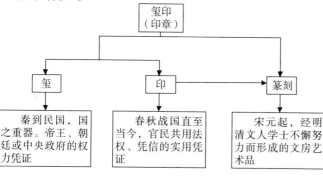

玺印（印章）

玺：秦到民国，国之重器。帝王、朝廷或中央政府的权力凭证

印：春秋战国直至当今，官民共用法权、凭信的实用凭证

篆刻：宋元起，经明清文人学士不懈努力而形成的文房艺术品

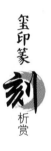

玺印的产生

历史上，玺印的产生和应用绝不是为了美学欣赏，应该是社会行政实践及劳动生产、商业行为的必然产物。古代玺印用于简牍封检，《尔雅·释名》言"玺，徙也，封物使可转徙，而不可发也；印，信也，所以封物为信验也"，与后来用朱印抑印在帛纸上的功能用法并不相同。

中国玺印历史十分悠久，一般认为起源于夏商周三代。《逸周书·殷祝解》："汤放桀，取天子之玺，置天子之坐前。"《春秋运斗枢》有："黄帝时，黄龙负图，中有玺者，文曰'天王符玺'。"《后汉书·祭祀下》："尝闻儒言，三皇无文，结绳以治，自五帝始有书契。至于三王，俗化雕文，诈伪渐兴，始有印玺，以检奸萌。"唐·杜佑的《通典》有："三代之制，人臣皆以金玉为印，龙虎为纽"之说。虽《逸周书》真伪存疑，但《后汉书》等是公认的信史可证。但这些都是古籍记载，玺印的确切起源，由于无考古实物的举证，故至今没有定论。

玺印的产生可能与以下三方面有关：

一、陶拍

从大量出土实物寻根索源，发现新石器时代用于制陶的工具——陶拍与后来玺印的产生可能有直接的演进关系。马衡、黄宾虹等提出："玺印抑埴之制，昉自陶范……"

一是这两样实物的形制非常相似，即上部都有一个可用手抓住的把柄，下部都是呈平面而有纹饰（文字）的印面；

二是功用相同，陶拍是先民在制陶时用来拍实土坯和抑压纹饰的，这和后世用玺印来抑印印文（封泥）的功能和动作基本相同。

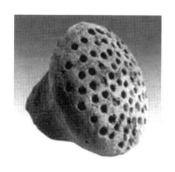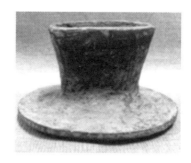

陶拍

二、文字

因玺印的实用性体现在文字上面，因此讨论古玺印就有必要回顾中国古文字。

根据出土文物推断，古文字的形成发展和书写，应该先有刻划铸凿（甲骨文、金文），后有软毛制笔书写两个阶段。

我国文字起源尚未得出准确的年代，但一些远古陶器上发现的划痕应该与文字的发生是有传承进化关联的。

距今 7000 多年前的浙江余姚河姆渡文化遗址，有着远古先人划刻在黑陶上的几何形纹符号，这些符号当是有意识的行为，是否系文字的早期雏形，值得研究。

稍后，仰韶文化遗址出土的陶器有刻划符号。

蚌埠吴郢乡双墩村新石器早期陶器底部的划刻符号比仰韶刻符更趋复杂。

山东泰安大汶口文化遗址的陶器上"具有文字性质"的划刻符号等，这些刻划符号则可以说是古汉字的雏形了。

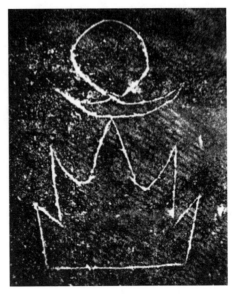

山东泰安大汶口文化遗址陶器上"具有文字性质"的划刻符号

（一）大篆

1. 甲骨文

产生于商周的甲骨文，是可识汉字中最原始的文字体系，记录的方式是用刀（或硬锥体）刻在龟甲兽骨上，又称"契文""龟甲文字"，是商朝王室利用龟甲兽骨占卜吉凶时写刻的卜辞和与占卜有关的记事文字。现已发现的甲骨文单字在4500字左右，可认识的约1700字。它上承原始刻符，下启青铜铭文，是汉字发展的原始形态，现代汉字应是由甲骨文逐渐发展演变而来的。

知识链接：甲骨文

甲骨文是已知中国最早且体系较为成熟的文字，系商卜占记事之用。商亡之后，占卜在周逐渐绝迹，其文字也逐渐不为人知，史料中几无记载。

其发现很有传奇性，晚清金石学家王懿荣于光绪二十五年（1899）因患病而服中药，从来自河南安阳的"龙骨"上发现了文字样的刻划痕迹，经研究断为商代的文字，甲骨文因此重见天日。这种历代学者原无所知的文字一经发现，就改写了中国的历史。

司马迁在《史记》中有《殷本纪》，历代史学界对这些记载一直存疑。

罗振玉在甲骨中发现了刻有商王朝先公、先王的名字后，证实了这些甲骨的出土地小屯就是《史记》中所说的"洹水南，殷墟上"的殷墟所在地。

此后，学者王国维用甲骨卜辞对照《史记》做了翔实的考证，证实了《史记·殷本纪》的真实可信，从而肯定了一个距今 3000 多年、长达 600 多年，历经 8 代 12 王，在小屯（殷地）建都达 273 年之久的朝代，把中国有据可证的历史提早了一千年，这是一个载入史册的了不起的发现！

由此，中国书法史到清代产生了一种最为古老却又最为年轻的书体——甲骨文书法。由于甲骨文初步具备了书法艺术三要素——用笔、结体和章法，所以书法界把甲骨文上溯为中国书法艺术之滥觞。

再者，甲骨文的发现，使学术界开创了一门崭新的古老学问——甲骨学。

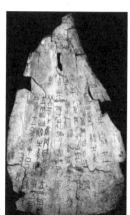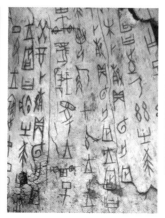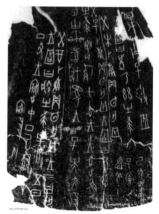

甲骨文　祭祀狩猎涂朱牛骨

2. 金文

商周时代出现的铸在钟、鼎、兵器等青铜器上的铭文称为"金文"或"钟鼎文"。商代金文字体和甲骨文相近。西周金文字体齐整，内容多属与祀典、锡命、征伐、契约等有关的记事。战国末年，字体逐渐和小篆接近。书法浑厚凝重，字形变化多端，风格参差不一。

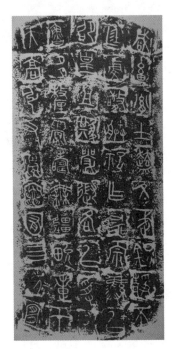

西周　大盂鼎

春秋　秦公簋

3. 籀文

籀文是周朝晚期使用的文字，是小篆的前身，《汉书·艺文志》:"《史籀》十五篇，周室王太史籀作大篆。"《史籀篇》中收有 223 个字，因而得名籀文，春秋战国通行于秦。狭义大篆则专指籀文。

4. 石鼓文

唐初在天兴县陈仓（今属陕西宝鸡）南之畴原出土了高约 0.66 米，径约 1.2 米，上小下大，顶圆底平的十个像鼓一样的石墩。上面是十首四言诗，因记叙秦国君畋猎之事，故称为"猎碣"。石鼓刻于先秦还是秦，考古界无定论。郭沫若鉴定认为应是秦襄公（前 777—前 766）时期的作品。

石鼓文是我国最早的刻石文字，原刻 700 多字，现存 300 多字。石鼓文笔画雄强遒劲，典丽峻奇，形体比金文工整，结体略呈方形，打下了汉字方块化的基础。这十个石墩历尽沧桑，现保存于北京故宫，文字大多剥泐，其中一石文字已全部无存。石鼓文文字为大篆的代表作品，唐代诗人杜甫、韦应物、韩愈等都作诗题咏。

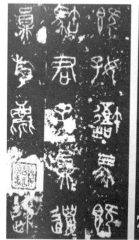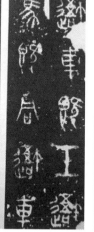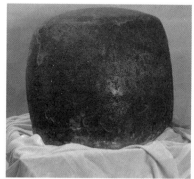

石鼓文

甲骨文、金文、籀文、石鼓文，包括春秋战国各国文字（简牍等）均属大篆范畴。

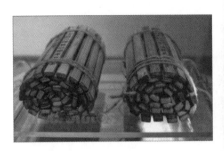
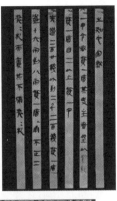

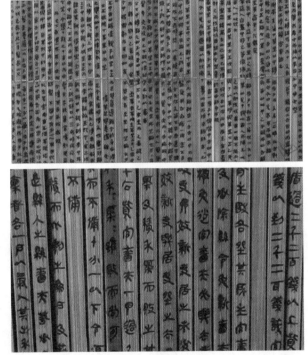

睡虎地竹简 [1]

---

[1] 1975 年 12 月在湖北省云梦县睡虎地秦墓中出土大量竹简，这些竹简长 23.1 ～ 27.8 厘米，宽 0.5 ～ 0.8 厘米，写于战国晚期至秦统一初期，内文为民间率意手书的大篆墨迹（蕴篆向隶变的笔意）。内容主要是秦时的法律制度、行政文书、医学著作及关于吉凶时日的占书，为研究中国书法及先秦时期的政治、法律、经济、文化、医学等提供了实据，具有重要的学术价值。

（二）小篆

小篆是秦统一六国后由丞相李斯等人，以周秦大篆（籀文）为基础，吸取各国文字之所长，制定出"书同文"的法定文字。小篆的颁布，结束了天下文字混乱的局面。文字统一的意义极其深远，文化传承的余荫延续至今。小篆以秦始皇东巡泰山、琅琊、峄山、碣石、会稽、芝罘、东观等处所立的记功刻石为代表，至今尚存《泰山刻石》与《琅琊刻石》两种摩崖，惜其磨泐太甚，几无完字，唯凭所存古代拓本尚能窥其大概。

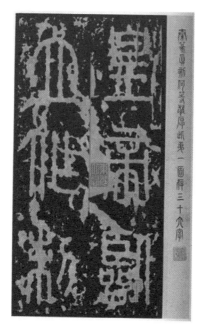

秦《泰山刻石》（宋拓本）
日本东京书道博物馆藏

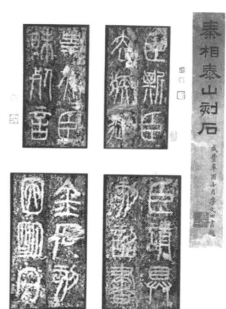

秦《泰山刻石》（明拓本）
北京故宫博物院藏

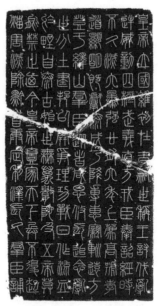

秦《峄山刻石》①

　　这些纪功刻石作品虽然均无署名，但历来史料都认为出李斯之手。唐·李嗣真《书后品》称其为："秦相刻铭，烂若舒锦。"宋·刘跂《泰山秦篆谱序》云："李斯小篆，古今所师。"

　　小篆的形成相对较晚，与玺印的产生并无关联，但对玺印和篆刻艺术则影响深远。从新石器时代到春秋战国的漫长历史中，随着文字的发生、成熟和书刻的使用，吉金文字、玺印便在这个过程中产生并发展，也揭开了中国玺印篆刻发展的扉页。

　　而玺印、篆刻的文字之美，无疑是由刻划、铸凿等手法来显现的。

――――――――――

　　① 由于年代久远，加之战乱，峄山刻石原石已毁。此是宋淳化四年（993）根据原石拓本翻刻立石。

三、社会需求

随着历史的发展，图腾族徽、祖先鬼神崇拜、宗教现象的产生，国家及官阶的出现，军事、外交、农耕、商贸等活动的频繁，促使社会需要一种公认的法权凭证和凭信法物，玺印因此而产生。正如徐畅《先秦玺印图说》言："玺印自生发以来，在滥觞期作为一种生产工具、纹饰族徽参加物质财富的建设；玺印在成熟期以后作为权力象征、凭信和祈求物……流行于社会的方方面面。"

综上所述，可以说，有了陶拍（玺印的实物雏形），有了文字（玺印的内涵），加之社会需求（凭信及法权）的催化，促使玺印的诞生。

到了战国时期，社会交往已十分频繁，使玺印的用途日益广泛，这就催生了制玺业的发展。大量出土实物证实，当时的玺印制作已趋成熟，有的相当精美。

但任何事物不可能在历史的某一时期突然产生，且呈成熟状态，它必定有一个发生、发展、成熟的渐进过程。可以推测，传世的大量战国玺中必然有春秋甚或商周的实物混迹其中，可惜现在考古手段尚不能将其区别开来。

当然学界对玺印的起源更有印陶说、商玺说、铭文说等，即玺印产生当源于先人的劳动工具。

🔲 知识链接：商玺

于省吾《双剑誃古器物图录》中曾著录了三枚安阳殷墟出土的铜玺，形象接近铜器图徽，后经学者董作宾、李学勤等进一步考证，认为是"商玺"。第一、第二枚徐畅等读为"瞿甲""亚禽氏"（《先秦玺印图说》）；2001 年

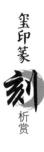

李学勤撰《试说传出殷墟的田字格玺》一文，将第三枚玺面改变放置方向后（右侧上下二字是阳文，左侧上下二字为阴文）释为"刉旬抑（印）直（埴）"，"涵义就类似于刉旬之玺"，"玺面文字阴阳参半的布局，也是特别值得指出的。殷商金文已经有少数阳文的，说明有了阴文、阳文的概念"。

但也有学者认为，三玺出土情况不详，而且新中国成立前后几十次对安阳殷墟考古发掘，却不曾发现玺印实物。因此此三玺很可能出自上层堆积中，为对历史负责，暂不能确认它为商玺。

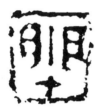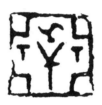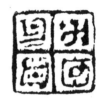

商玺

2016 年 6 月 30 日，陕西省渭南市文物旅游局在澄城县王庄镇柳泉村墓葬抢救性清理发掘过程中，意外发现了西周早期的龙钮形玉玺和青铜簋各一件。

玉玺印面内凹约 0.2 毫米，由十字界格区分。印文可能是一种表义性的文字画。同时出土的这件青铜簋，腹内底部有铭文"□□作父已尊彝"。

这是西周早期墓葬中首次出现随葬玺印，为我国印学史上的重大发现。龙钮玉玺的出土，证明商周时期玺印制作已十分精美，玺印的产生应当更早。

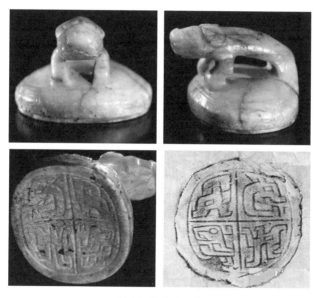

西周古墓出土玉玺

　　玺印历代名称多变，秦汉有"玺""印"等称谓，两汉官印也称"章""印章""印信"等，唐武则天时期改"玺"为"宝"，此后历代帝王用玺也有称"宝"的，中宗又复称"玺"，唐宋有"朱记"之称，北宋称"图书"，南宋又称为"合同"，元有"押"印，明清更有"符""契""信""关防"等称谓。现代则把先秦玺印称为"古玺"，实用印章称为"公章""私章""印章"或"图章"等。

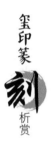

玺印的衍变

一、战国古玺

春秋战国，周室式微，列强纷争，封建割据，各地政治、经济、文化、民俗迥异。就在玺印应用进入成熟的同时，由于各国地域相异、文字书风不同，玺印又是以文字为创作对象的，所以各国玺印的字形章法印风形成了丰富多变而各不相同的艺术风格。

考古发现，早在战国之前就有与医药有关玺印了。清代金石考古学家吴大澂最先在《说文古籀补》中提出："古玺文，人名多'疒'旁字，疑医者所用之玺。如疡医名'瘍'、癞医名'癞'，各从其所长也。"

古玺大多呈原始状态，字形不加规整修饰，少有章法之虑，呈自然排列状态。如用朱色抑印在纸张上，则呈现红白虚实对比强烈、文字疏密参差不一的效果。元气淋漓、天真自然是古玺的鲜明特征。

战国玺印主要用封泥封缄公文、信札，另有烙马、印陶等诸多实用功能。考古曾发现，楚墓中的绢帛上已有朱红印蜕，说明古玺使用范围的广泛和使用方法的多样化。

战国古玺分为官玺、私玺、吉语玺和肖形玺等。

1. 官玺

官玺是朝廷征信之物，是官员和官署行使权力的凭证，佩戴使用，

史料多有记载，"诸凡丞相、郡守、县令等职官都由国君任命时发给玺印，免职时收回，制度非常严格"。（徐畅《先秦玺印图说》）

燕玺：

長平君佢室鈐

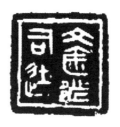

文安都司徒

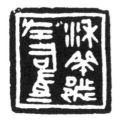

黍□都左司馬

酄叚都丞

齐玺：

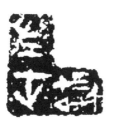

左征鈐

徒盟之鈐

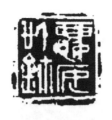

郾安信鈢

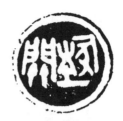

埶關

楚玺：

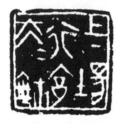

上場行邑大夫鈢

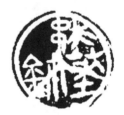

郏菱鈢

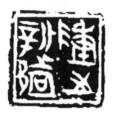

陳之新都

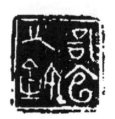

計官之鈢

晋玺：

富昌韓君

春安君

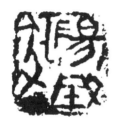

陽城塚

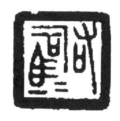

右司馬

秦玺：

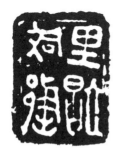

咸鄜里竭

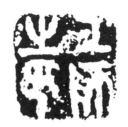

工師之印

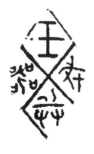

王兵戎器

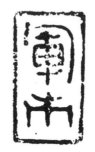

軍市

2. 私玺

　　私玺是私人征信之物，主要是姓名玺印和私人封缄用的玺印。战国私玺中的阔边朱文小玺十分精美，后人多以为宗法。又据史学家陈直在《玺印木简中发现的古代医学史料》中指出，先秦私玺中还有大量战国医人的玺印，"上标明医人的姓，下标明医人所专治的病"。

燕玺：

長乘

良生呂

事疠

公孫生陽

齐玺：

陳齒

孟徒

秦冬

羊这

楚玺：

周陽

邦佗

計坪

佃佗

晋玺:

王癭

鄔炅

事邦

文是梁

秦玺:

醫銜

醫從

馮士

司馬戎

3. 吉语玺

先秦古人佩饰吉语玺以祈吉祥和明志向，所示内容从一个侧面反映了当时的社会民风和思想追求。

燕玺：

　大吉　　　　　　敬事　　　　　　千秋

齐玺：

　得志　　　　　　宜官　　　　　出内大吉

楚玺：

　呈志　　　　　　士君子　　　　　　敬

晋玺：

宜有千金　　　　正行亡私　　　　大吉昌内

秦玺：

日敬毋治　　　　　安身　　　　　壹心慎事

4. 肖形玺

肖形玺印面以图形为内容，有鸟兽、龙凤、鬼神等多种，可能源于古代的族徽或图腾。印面大多为阴刻，被抑钤在泥封上则呈立体凸起的浮雕状图形，应该是作封缄用的。

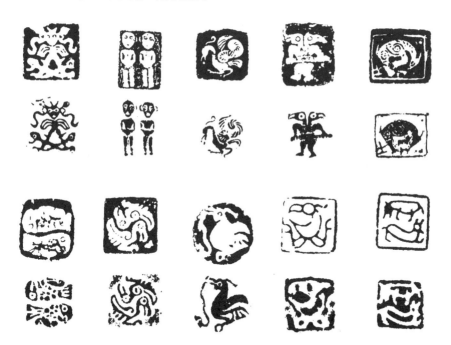

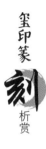
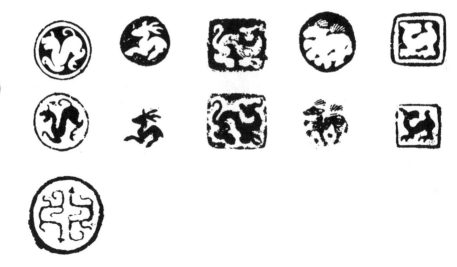

战国肖形印

二、秦印

  关于秦印的断代，考古中有些困难。因秦代历史短暂，即使是秦代15年内墓葬出土的印章，其实墓主多早年生活在战国，故其印章仍有可能是战国时期制作的。所以一般把秦统一六国前的数十年的印章也包括在秦印之中。

  秦始皇统一中国后，中央集权进一步加强，官阶制度更趋细化完备，《汉书·百官公卿表》："秦兼天下，建皇帝之号，立百官之职。"同时，代表皇权或官阶权力的印章制度亦随之制定出来，并在少府设置了专门掌管玺印的"符节令丞"，明确规定只有天子独称"玺"，臣以下只能称"印"或"章"。东汉卫宏《汉旧仪》卷上："秦以前民皆佩绶，以金、银、铜、犀、象为方寸玺，各服所好。自秦以来，天子独称玺，又以玉，群臣莫敢用也。"

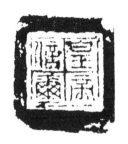

"皇帝信璽"拓片

✚ **知识链接："皇帝信玺"封泥**

关于"皇帝信玺"封泥的秦汉断代一直存在争议。此封泥形制方正，明显系出自封泥匣中。有学者认为，秦时尚无封泥匣的使用，故当断为汉初之物。然据 2007 年出版的《里耶发掘报告》，湖南龙山里耶战国－秦代古城一号井出土了三万余枚简牍，同时还有封泥匣实物出土。里耶出土的封泥匣为证明秦代已经使用封泥匣的说法提供了实物证据。有了出土的秦代封泥匣实物和有使用过封泥匣痕迹的秦封泥的证据，就可以比较有把握地说，"皇帝信玺"当系秦代封泥。至于字体风格、印面田字形界格都与秦官印风格高度一致，也为其为秦玺提供了证据。

秦印文字基本采用小篆，秦书八体，"五曰摹印"（许慎《说文解字》序）。"摹印篆"结字由圆变方，类似诏版、权量文字。

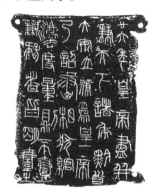

秦诏版

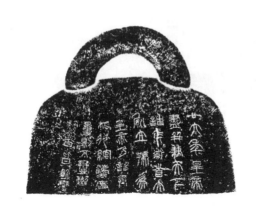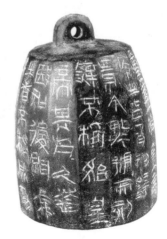

秦权

秦代印制作技术不断进步，已有匠心整饬痕迹，章法缜密匀称，篆法平正饱满，总体风格显得沉稳平实。因秦代短暂，故秦印未能获得充分的发展，但其为玺印制定的制度和形成的秦印印风，则为后来汉印的崛起起到奠基作用，其历史地位是不可轻视的。

1. 官印

秦官印改变了战国古玺大小无序、形状繁杂的局面，而统一成 2.3～2.4cm 见方的方形印，多有田字框格。下级官吏多用"半通印"，边长 1.3/2.3cm，为日字框格。

邦侯

邦司馬印

喪尉

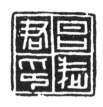

昌武君印

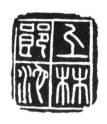

上林郎沱

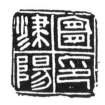

宜陽津印

苴陽少内

長夷涇橋

颛里典

　　"秦官印上的'田'字格的起源……归根结底与秦印印文所用字数有关，秦官印用四字或二字，多者损之，少者增之。再之，与秦为'水德''水主阴'有关①。秦印文以四字或二字，而四、二均为偶数，就是'阴数'。'田''日'字界格将印面划为大小相同的几个等份，是合阴之数。秦官印的这种形式自然带有强烈的时代色彩。因此，田字界格几乎成了判定秦官印的一个重要特点。"（许雄志《秦代印风》）

　　秦官印的文字排列也有其特殊性，并非一律常规的从先右上，后右下，再左上，后左下的顺序。有右上、左下、左上、右下的对角序读，有右上、左上、右下、左下等8种顺序。

---

　　① 战国邹衍根据五行理论，阐发了宇宙演化和历史兴衰的政治学说——五德终始说。按邹衍的理论，黄帝时代为土德，夏为木德，商为金德，周为火德，秦为水德。五德相克，改朝换代是大势所趋，不可逆转。

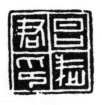

昌武君印

3	1
4	2

右厩将马

3	1
2	4

莒陽少内

2	1
4	3

　　秦时官印有严格的制度，但在印文排列顺序方面，却杂乱无序，有点不可思议。

2. 私印

　　秦代私印与官印不同，似没有制定明确的法定制度，仍秉承战国古玺遗韵，不过形制方圆长短、异形纷呈，印风则浑朴婉丽、活泼多姿。

駘

王疾

王闞

醫銜

王錡

孟羸

張黑

泠賢

敄涫

吕鈞

3. 吉语印

在存世的秦印中，印文内容为吉语、箴语、训诫、明志之类的印章一般称为吉语印。吉语印朱白文都有，且印章大小悬殊，印式长圆方异、形状不同，因使用普遍，属成批生产铸制的商品印，当为秦人佩饰之用。

思言

日敬毋治

和眔

正行

宜民和眔

安壽

壹心慎事

忠仁忠士

中精外诚

修身

萬歲

慎言敬原

云子思士

正行治士

思言敬事

民樂

4. 封泥

在纸张广泛使用之前，玺印主要用作泥封。古玺印抑印在竹木简牍文书或包裹、陶罐为防私拆而封口的小泥块上，《后汉书·祭祀下》所谓"至于三王，俗化雕文，诈伪渐兴，始有印玺，以检奸萌"。古玺印大多为凿刻的阴文，抑印在泥块上即呈现为凸起的阳文，字迹清晰，烤干后有很好的防止私拆的作用。据史书记载，封泥之泥块尚有金、紫色彩之分，以示不同之用途。今之火漆印，当是封泥之遗绪。

封泥主要使用在战国到南北朝的很长一段历史时期。即使纸张普遍使用的唐朝，仍有为封物而应用封泥的实例发现。

"封泥"一词始见于《续汉书·百官志》，但其具体用途后世并不清楚。清末四川、山东等处发现古代封泥，当时考古者却不认识，书画篆刻大家赵之谦也曾把它误认为"印范"。由于封泥在使用时经烘烤、拆检等程序，加之长期的窖藏潮湿泐蚀等因素，不可避免地发生变形破损残缺等情况。封泥的墨拓是玺印文字的再次创造。近代将封泥钤拓出墨拓后，发现其文字古朴而奇崛，加之其残破而阔窄不一的周边与印文相配更是别具一种天趣，后世的篆刻家因此得到启示，并用以借鉴入印。封泥的出现除了考古上的价值外，意外地扩大了篆刻的取法范围，丰富了篆刻的艺术形式。

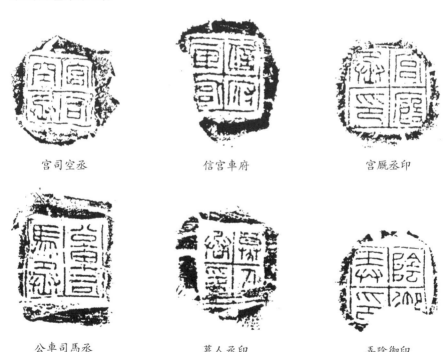

宫司空丞　　　　　　　信宫车府　　　　　　　宫厩丞印

公车司马丞　　　　　　募人丞印　　　　　　　弄阴御印

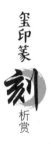
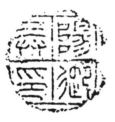

弄陽御印

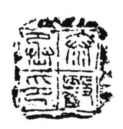

泰醫丞印

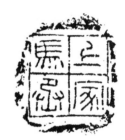

上家馬丞

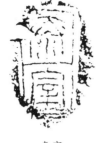

泰宰

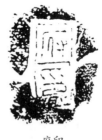

府印

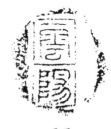

雲陽

三、汉印

汉代是中国玺印史上成就最为辉煌时代。

汉代享国420多年，王朝的法律典章也更加完备，在开国之初即逐渐废弃秦官印"田"字框的印式，并于汉武帝时制定出了完整的玺印制度。

汉印在传承秦文化的基础上，随着王朝的兴盛而快速发展，加之文字的书写方式由早先硬器刻划（甲骨、青铜器、竹木简的刻划铸凿）向软笔书写（毛笔书写）转化，柔软毛笔普及使用，促使文字书体由圆转而颀长的秦代小篆逐渐向横折而方正的汉代缪篆衍变。流行的书风直接影响了印风的流行，横平竖直的缪篆熨帖地融入了印面的方寸之间。缪篆入印，遂使中和沉雄、大气端庄成为汉印的总体风貌。而汉印中正大气、质朴端庄的庙堂气度，也成为后世公认的印学审美标准。

汉印发轫于秦，所以"印宗秦汉"成为明清印人取法的圭臬。清·周亮工《赖古堂印谱》小引说："论书法必宗钟王，论印法必宗秦汉。学书者不宗钟王，非佻则野；学印者不宗秦汉，非俗则诬。"清·戴启伟《啸月楼印赏》："秦汉印章传至于今，不啻钟王法帖，盖法帖犹藉工人摹勒，非真手迹，唯印章从古人手出，刀法篆法章法俱在，虽破坏刻缺，必洞见其血脉。"清人的确道出了玺印篆刻宗法的不二真谛。

汉印大致可分为官印、私印和吉语印、肖形印等。汉官印大多以铜为材料，制作技术有铸印、凿印之分。而私印的材质则丰富得多，有金、银、玉、牙、角、骨等多种，其制作技术也因材质不同而不同。汉印用字有小篆、缪篆和鸟虫篆等。

1. 官印

汉官印以白文印为主，故白文汉官印也可以说是汉印的典型印风。

汉代不同时期的官印有较明显的区别，约可分为西汉、新莽和东汉几个不同时期。

西汉官印初期仍袭秦制，印面仍有界格。"一般较为笼统地认为，田字格官印是西汉初期汉高祖时的印章制度，且使用的时间较短……最新的研究资料表明……西汉田字格印的废止，应延至汉武帝太初元年。"（方小壮《汉印》）

宜春禁丞

代馬丞印

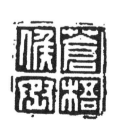

蒼梧侯丞

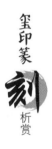

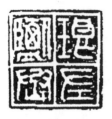

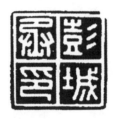

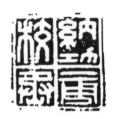

琅左盐丞　　　　　　彭城丞印　　　　　　纳功勇校丞

西汉中期，即孝惠帝时期，官印为正方形，印面不加界格。

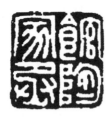

馆陶家丞　　　　　　武陵尉印

武帝元狩四年（前119），颁布了有关印章的诏令，规定了官印大小、质地等，以此区分官职的尊卑。太初元年（前104），又规定了官印的用字字数，这时出现了"章"字，以补加到不足规定字数的官印上使用。

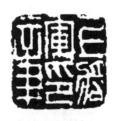

校尉之印章　　　　　　上将军印章　　　　　　祈连将军章

虎牙将军章

汉制二百石以下的下级官吏为"半通印"。

泰倉

留浦

菅里

都侯

新莽时期对汉的职官制度做了较多改动，所以印制也随之改动。"此时期官印的特征为：印文不少于五字，官爵名称不足五字者，辅以'印''章''之印''之印章'，使之足五字……官爵名称超过五字者，为了布局的整齐统一，也辅以'印''章''之印'……颁发给少数民族的官印均冠以'新'字。"（方小壮《汉印》）

太師公將軍司馬印

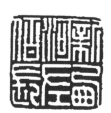

新西河左佰長

蒙陰宰之印

新保塞烏桓羗犁邑率眾侯印

建威猥千人

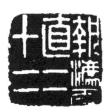

執法直二十二

新成左祭酒

东汉官印印制、书风沿用前朝，晚期战争纷乱，急就凿刻军旅官印较多，笔画方折强劲，有时天趣横生，也称"急就章"。"对邻国及部落皆视之为臣属……王侯以下的印章首字为'汉'……族名后多冠'归义''率众''保塞'等封号。"（方小壮《汉印》）

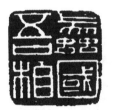

蠡國吾相

漢匈奴歸義親漢長

漢歸義元長

校尉千人

城平令印

平東將軍章

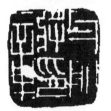

牙門將印章

太醫丞印

大鴻臚丞

2. 私印

与官印的深沉庄严相比，汉代私印虽然不免受同期官印影响，但无论在印式、字体、章法等方面都显得相对自由灵活且丰富多彩。

汉私印中姓名印大多为白文（阴文），朱文（阳文）较少。

  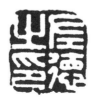 

高處　　　　　虞柱印　　　　　左德之印　　　　　張臨光

但同时有为数不多的朱白相间的印式出现，有一朱一白、一白二朱、二白一朱、一白三朱、二白二朱、三白一朱等多种。一般以笔画少者为朱文，笔画多者为白文。文字排列以从右到左，先上后下为多，也有回文排列的。

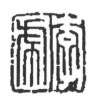

李虎　　　　　張果成印　　　　任辟非印　　　　　楊遂成印

私印的形式也丰富多彩，有方形、长方形、圆形、心形、连珠形等。

 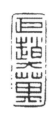 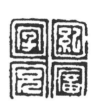

王偉君印　　　　巨趙大萬　　　　魏季君　　　　　紀廣字兄

3. 鸟虫篆印（殳篆）

汉私印中的"鸟虫篆"印是别具一格的印式。鸟虫篆书约产生和流行于春秋战国、秦及两汉，主要在越、吴、楚、蔡、宋等国流行，多用于青铜器铭文，是绚丽多姿的古代美术字。郭沫若认为鸟虫书是"于审美意识之下所施之文饰也，其效用与花纹同。中国以文字为艺术品之习尚，当自此始。"（《周代彝铭进化观》）。楚王子午鼎、越王不光剑、曾侯乙戟等古器的铭文都是早期鸟虫篆书体形态。东汉许慎《说文解字·叙》有"秦书有八体：……四曰虫书……七曰殳书……"的记载。

鸟虫篆印约发源于战国，古玺中就有少量发现，而兴盛于两汉，现见诸各种印谱的汉鸟虫篆印有 300 余方。

鸟虫篆印亦有多种分类，一般可分为鸟虫篆和殳篆两大类。前者多见于玉印，笔画自由，屈曲中饰以鸟虫鱼龙等图案；后者以铜印为主（亦有玉印），文字的笔画扭转盘曲，且更为绵密齐整，但无鸟虫等附饰。两汉鸟虫篆印中朱文仅见，大多为白文印是其特征。

可惜这种精美的印式在汉后默默地伏蛰了相当长的一段历史时期，前朝虽偶有涉及，但不成气候，亦有俗化之嫌，直到民国起才真正地苏醒过来，并欣欣向荣地点缀着当今的篆刻艺术园地。与古印不同的是，以朱文鸟虫篆印为多见。

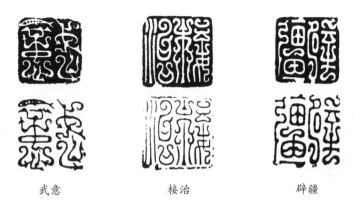

武意　　　　　　　棱治　　　　　　　辟疆

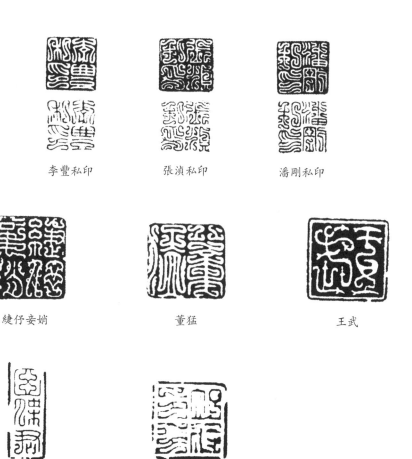

李豐私印　　　　　張滇私印　　　　　潘剛私印

緁伃妾娟　　　　　　董猛　　　　　　　王武

田僕君　　　　　　竭將印印

4. 玉印

两汉的玉印，蕴藉流美，端庄典雅。

"佩玉"自古即是高洁风尚，而秦汉又有佩印以祈吉明志之习尚，佩带玉印则玺饰兼得。玉是贵重之物，佩玉者多为王公贵族或达官巨贾。玉印制作精良，章法端正，点画匀挺，仪态大方。由于玉质坚硬，不易碾琢，也就产生了特殊的镌刻技法，即后世所谓"平刀直下"的"切玉法"。玉质稳定，不易泐蚀，故传世玉印大多呈现的是其原始面貌。

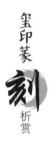

司馬縱

周黨

隗長

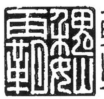
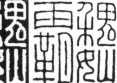

魏霸

魏嫽

驕奴

壽佗　　　　　周誘　　　桓啟　　　謝李

5. 吉语印

先秦起就有形式多样的吉语印，到两汉更有了较大的发展，且形式多样，有方形、长方形、圆形等。汉代又有图形吉语同在一印的印章，其一面吉语，一面作图案或姓名，后世多有仿效。

宜官内财　　　　　　日利　　　　　　　出入日利

長幸　　　　　　樂未央　　　　　長幸　　　宜子孫

6. 肖形印

"图案印亦称图形印、肖形印，它的产生早于文字印。最早的图案印是西安半坡战国墓地出土的两方动物肖形印。汉代是图案印集大成的时期，其存世的数量及反映内容的广泛性都大大超过前期。"（方小壮《汉印》）肖形印印式多样，有纯图案印，亦有图案与文字结合的印制。其制作以阴刻凿印为多见。

肖形印在近现代发展较快，形式内容更加丰富，是篆刻园地的新枝奇葩。

汉代肖形印

知识链接：毛笔和纸

毛笔约产生于新石器时代，中国人使用毛笔写字作画的历史已有数千年之久，彩陶上的图画和纹饰应当是用毛笔描绘的。甲骨文也有先用毛笔写字后再用利器刻划的痕迹。

在湖南长沙左家公山和河南信阳长台关两处战国楚墓里分别出土一支竹管毛笔，是目前发现最早的毛笔实物。湖南长沙出土的那支笔，笔头夹在劈开的竹竿头上，用丝线缠捆，外涂一层生漆。从其制作工艺看，毛笔在战国已被广泛使用，但当时尚无统一的名称。东汉许慎《说文解字》中有"楚谓之聿，吴谓之不律，燕谓之拂"，"秦谓之笔，从聿从竹"的记载。

上古时代，古人依靠结绳记事，以后用甲骨作为书写材料。后来又发现和利用竹片和木片及缣帛作为书写材料。由于缣帛昂贵、木竹笨重，于是便导致了纸的发明。据考证，西汉时已开始了纸的制作，并以纸代简书写记事。魏晋南北朝时期，纸广泛流传。

四、魏晋南北朝印

东汉末年，群雄割据，农民起义，汉已名存实亡。后形成魏、吴、蜀三国，经晋至南北朝，在近四百年间，战乱纷起，王朝更迭。然这一时期的印章总体仍沿袭汉制，明·甘旸《印章集说》："魏晋印章本尊汉制，间有易者，亦无大失。"但就其艺术性而言则每况愈下，汉印的庙堂气度已衰减殆尽。

三国时期的官印多为凿制。由于战事，急就而造，故多粗率奇肆。元·吾丘衍《学古篇》："朝爵印文皆铸，盖择日封拜可缓者也；军中印文多凿，盖急于行令不可缓者也。"这一时期，官印"在艺术方面，并没有能使东汉官印中那些最上乘的庄重、严实、浑厚之美在三国时期再显辉煌，这或许是当时各国执政者不再像东汉前期那样重视制印艺术，也或许是出于因当时战事不息而导致手工业不振之缘故。"（庄新兴《魏晋南北朝印风（上）》）

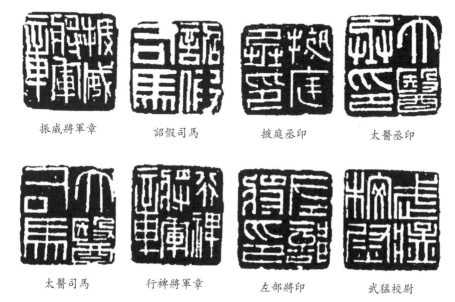

振威將軍章　　　　詔假司馬　　　　披庭丞印　　　　太醫丞印

太醫司馬　　　　行禪將軍章　　　　左部將印　　　　武猛校尉

魏晋私印除了仍用缪篆外，还有一种小篆的变体"悬针篆"入印。悬针篆印的特点是两字或三字横向排列于印面，文字笔画集中于印章的上半部分，而竖笔则延伸下垂到底，呈垂锋状直画，上紧下疏，仿佛悬挂着的针尖，故名"悬针篆"。晋六面印中悬针篆较为多见，当是魏晋时期流行的一种时尚印风。

新莽时期的货泉、布泉及货布等钱币上曾用悬针篆书体。而北魏《正始三体石经》中的篆书便是悬针篆的典范。北朝王愔《古今文字志目》有悬针篆的名称记载。

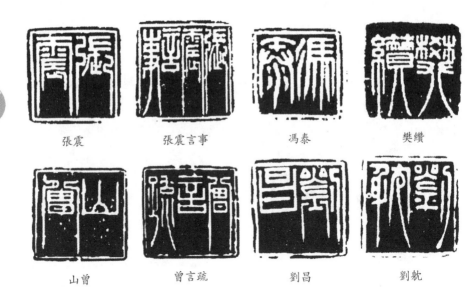

张震　　　　　　张震言事　　　　　　冯泰　　　　　　樊缵

山曾　　　　　　曾言疏　　　　　　刘昌　　　　　　刘軏

　　考古发现，北朝时已有用楷书入印的证物。《魏晋南北朝印风（上）》言："楷书在南北朝时被用作印文，然而目前仅发现一例。这枚楷书印，1981年陕西旬阳县出土，用煤精所制，印体外表被切削成或方形或三角形的二十六个面，其中十八面刻有印文，印面有一字至五字不等，印文皆北魏楷书阴刻。考该印主人独孤信，知此印为北朝西魏时物。"从其制作的精美程度可知，这种印式在当时决非绝无仅有，只是目前尚未有更多的发现。

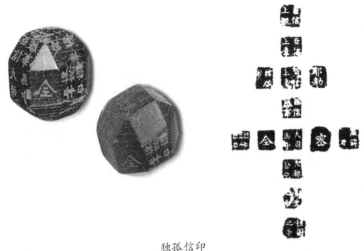

独孤信印

魏晋以后，由于造纸技术的成熟，纸张的广泛使用，直接冲击了印章在竹简木牍上抑印封泥的传统封检方法。阴文印章反抑于封泥则成阳文而清晰易辨，改用朱砂调制的印色钤盖于纸绢上，则阴文仍显示为白文，不如阳文（朱文）醒目，这就促使印章的制作逐渐放弃阴刻（白文）而改为阳刻（朱文），《印章集说》有："六朝印章因时改易，遂作朱文，白文印章之变，则始于此。"之说，从魏晋以后朱文官私印开始替代白文而成为印章的主流。

应该说魏晋时期的印章建树不多，艺术水准更不如汉印，但在印制、印文、印风和印章使用方法等方面，却脱离旧制，发生了前所未有的重大变革。

五、隋唐印

公元 581 年，杨坚逼北周静帝禅位建立隋朝，至 589 年灭陈而南北统一，结束了 300 多年的分裂局面。因隋立国只有 37 年，十分短暂，故印章存沿北周制度，未及有所发展。

公元 618 年建唐，大唐绵延了 289 年，是中国历史上最强盛的封建王朝之一，民富国强，疆域广大，经济文化也快速发展。书法艺术因帝王重臣的亲力亲为、热衷倡导而致社会各阶层的普遍重视，在书家辈出和全民参与的大环境中，楷书书体完成了笔法准则的确立，中国的毛笔书写艺术从此才真正意义上称之为"书法"。唐楷是盛唐文化繁荣的产物，更是唐代文化的重要标志之一。不过，唐代虽然在书法上成就斐然，但其楷书艺术的登峰造极却并不能渗透到以篆书为主流呈示的印章艺术中去。

1. 官印

隋唐时期，纸绢已经普遍使用，封泥废止，官印改以朱墨钤抑，朱文印因此而替代白文印。由于纸绢宽阔，印面随之增大，以北周"天元皇太后玺"（4.45cm×4.55cm）、隋"观阳县印"（4.5cm×4.5cm）等为例，比之汉魏几乎大了一倍。

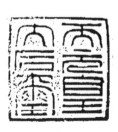 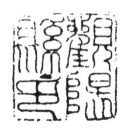 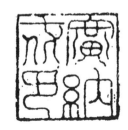

天元皇太后玺　　　　　　　　観陽縣印　　　　　　　　廣納戍印

唐代官印承隋制，但尺寸更大，在5～7cm见方，采用阳文小篆，印文舒展流动，布局疏朗开阔。

后由于政局动乱，易职仓促，即放弃了传统的铸凿制印方法，而以简易快速的焊接技术，这一改变遂使唐官印成为十分简陋、毫无艺术内涵的公章。

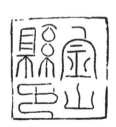 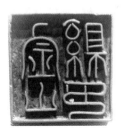 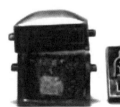

金山縣印

"为了及时颁授官印，遂以前所未有的蟠条焊接这种特殊的制印之法，以便'多快好省'。虽然这一状况并没有贯穿唐代官印历史的始终，但对唐朝印文的篆法有新的影响。焊接法制官印，是先将宽度和厚度各自相等的铜条裁截成段，文字依小篆形式只有主笔（即长笔画线条）与枝笔（短线条，用于主笔之间的穿插、点、画等）之分，由于有主笔枝笔之分，有的文字往往是几个笔画被一根主线所代替，焊接线条时一般不做方折处理，其形状曲折环绕，故谓之蟠曲线，印则称为'蟠条印'。

这是唐代官印所特有的生拙风格。这一形式，从书法上讲，或从造字原则上讲，其多不合'六书'之旨，故以往多被贬斥。"（韩天衡、陈道义《点击中国篆刻》）

而以历史角度视之，实际上唐代官印终结了古玺秦汉以降正气端庄的传统官印印风，开启了刻板平庸"故作威严"的后代官印之滥觞。

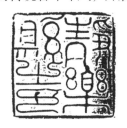  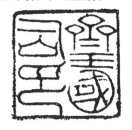

静樂縣之印　　　　中書省之印　　　　齊王國司印

 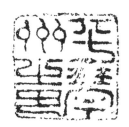

唐安縣之印　　　　平琴州之印

2. 私印及其他印章

唐代官印平平，却渐开文人好印之风。私印中除了原有姓名印仍作凭信之用外，又衍生出了很多新的用法。大致有道号印、年号印、斋馆印、藏经印、鉴藏印、图书印、诗词印、书画印等，这些由达官贵人和文人士大夫衍生出来的私印，带有明显的自觉审美意识，当是艺术印章的前驱，亦可以说是元后文人篆刻艺术的肇基。

道号印：明·甘旸《印章集说》"时用道号印，曰'某道人''某居士''某逸士''某山人''某主人'等字，古无此制，唐宋近代始有之"。

年号印：唐太宗年号为贞观，故有"贞""观"两字联珠印，见于《法帖》。玄宗年号为开元，亦有"开元"印钤抑于书画作品上，年号印其实也具有收藏鉴赏印的性质，实是鉴藏印的开始。

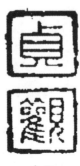

贞观

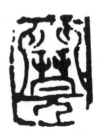

開元

斋馆印：明《印章集说》"堂、馆、斋、阁杂印，古制原无，始于唐宋"。卷五后列"端居室"三字白文印，下注"玉印，鼻钮，唐李泌端居室，斋堂馆阁印始于此"，现能见到此印的印蜕摹本。李泌出身名门，历唐玄、肃、代、德四朝，官至宰相。历来印学史研究者一致认为此印当为斋馆印之鼻祖。

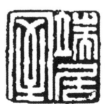

端居室

藏经印：唐代高僧玄奘等从印度取经回朝后，佛教大兴，各寺庙抄写经卷盛行，并大都在经卷上盖钤藏经印。

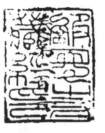

報恩寺藏經印

瓜沙州大經印

鉴藏印：唐朝国力强盛，文化艺术氛围浓郁，书家、画家辈出，加之太宗皇帝的推崇，书画收藏鉴赏之风盛行，时内府秘藏书画多有题跋和加盖鉴赏印识。如"贞观""开元"既是纪年印又具鉴藏之意。

图书印：1984 年春，在河南偃师杏园村的唐代庐州参军李存墓中出土铜印主印盒一副。铜印方形扁平，印面长宽约 4 厘米，印文为'渤海图书'。这是目前所见出土较早的一枚图书章。

 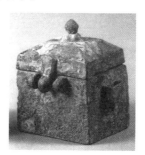

渤海圖書

词句印：或称"闲章"，古玺印中亦有之，如"千秋""敬事""正行无私"之类。唐代此类闲章存世不多，1974 年《考古》杂志第一期载，在长安城是德门遗址门道附近第三层出土有"襟掩春风""气含秋水"篆书两面石印一枚，系唐时之物，印面 2.5cm×2.5cm，高 1.6cm。

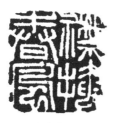 

襟掩春風　　　　　　　氣含秋水

书画印：唐·张彦远《历代名画记》有刘绎"彭城侯书画印"、刘知章"刘氏书印"、钟绍京"书印"，还有"萧公书印""褚氏书印"等记载。

3.印款

古玺印似未见有印款，现见隋"广纳戍印"，原大 5.8cm 见方，系隋

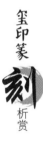

文帝时官印，其背面凿有印款"开皇十六年七月一日造"，见录于罗振玉《隋唐以来官印集存》，此印旧著曾释为"广纳府印"，当系误读。另有"观阳县印"款文"开皇十六年十月五日造"，"桑乾镇印"款文"大业五年三月"，"崇信府印"款文"大业十一年七月廿造"等隋印见录。隋朝短祚，官印存世稀少，加之历史上印款首见于隋官印，从印学意义上来说，隋官印出现印款是值得重视的。

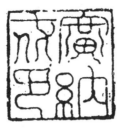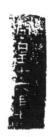

廣納戍印（印款"开皇十六年七月一日造"）

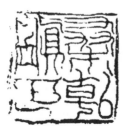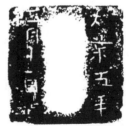

桑乾鎮印（印款"大业五年三月"）

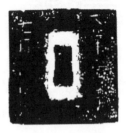

崇信府印（印款"大业十一年七月廿造"）

又据罗福颐在《古玺印概论》中说，"宋官印的特点是印背均有年款"。因而也有学者认为"广纳戍印"背款系后人伪錾，最早可信的印款当为北宋"新浦县新铸印"一印，其款曰"太平兴国五年十月铸"。

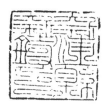
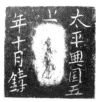
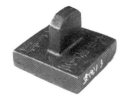
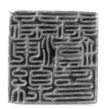

新浦县新铸印

而沙孟海在《印学史》中说："印旁刻款，这是晚起的格式。隋代官印，有在印背加刻铸造年月的，世称'背款'，应当是最早的印款了。"因此，印款究竟首见于隋还是宋，学术界至今是智仁各见的。

而印款之真正繁荣，乃是晚至明清间的事，由文人学士亲自动手参与石印篆刻的制作后，才使印款得到充分的发展，改变了早期"物勒工名"式的简单刻款，使刻署印款在刀法、形式、书体和内容方面都得到了极致的发挥，极大地丰富了篆刻的表现手法和表现内容。至此，小小的印款成为文人学士抒发才情、吟唱咏志的新形式，使印章的边款成为篆刻艺术不可或缺的重要组成部分。也可认为，只有在刻制完成印面，并加署边款后，才是完整的篆刻艺术印章。

六、宋元印

（一）宋朝

公元 960 年，赵匡胤陈桥兵变夺取后周政权，改元自立为宋，到 1279 年，8 岁的宋怀宗赵昺及皇族八百余人崖山跳海，宋朝灭亡，两宋有近320年的历史。

宋前五代十国封建割据，战争频繁，故其时印制也较混乱。及宋乾德三年（965）太祖重建印制秩序，《宋史》载："诏重铸中书、门下、枢密院、三司使印。先是，旧印五代所铸，篆刻非工。及得蜀中铸印官祝温柔，自言其祖思言唐礼部铸印官，世袭缪篆，即《汉书·艺文志》所谓'屈曲缠绕以模印章'者也。思言随僖宗入蜀，子孙遂为蜀人。自是，台、省、寺、监及开封府、兴元尹印悉令温柔重改铸也。"

北宋时期，文人学士的社会地位相对较高，程朱理学形成，文学艺术，尤其是诗词、文人画及行书书法艺术均取得很大成就。加之金石学的兴起，三代秦汉古器文字引发文人提出以古为雅的美学观点，宫廷权贵和文人学士在雅兴于诗词书画的同时，把这一审美观同时运用于印章，并考究起印面设计、印文书写和印章的使用，这对实用印章向篆刻艺术的衍化发展，起到了"质变"的推动作用。

1. 官印

宋初官印承袭隋唐，以大印面来显示朝廷的威严。由于宋官印面积较大，所以后来出现了以增加笔画的盘旋折叠来充实布满印面的现象。印文笔画屈曲绵密牵连交织，形成了所谓的"九叠篆"印文。自此，宋官印相对于唐官印的风格则越行越远了。其实"九"只是个约数，表示多折而已。"这一格式，宋代已大发展，一直沿用到元、明，愈加呆板，看上去好像编织物，也像门窗花格，整齐划一，绝少天趣，没有多大艺术意义。"（沙孟海《印学史》）

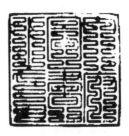

内府圖書之印

另外，宋代官印为了与大印气势相匹配，开始逐渐增加印边宽度，以加重印面的"分量"，故宽边九叠文大印可以说是两宋官印的特征。

宋官印背面基本均有年号凿款。

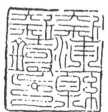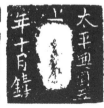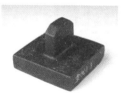

新浦县新铸印（印款"太平兴国五年十月铸"）

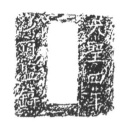

秦州里元司记（印款"天圣四年少府监铸"）

平定县印（印款"熙宁三年少府监重铸"）

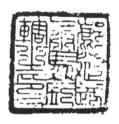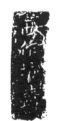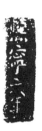

鄜延路兵马钤辖之印（印款"熙宁六年西作坊铸"）

通遠軍遮生堡銅朱記（印款"熙寧十年少府監鑄"）

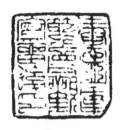
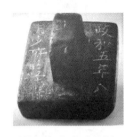

康寧軍節度觀察留後印（印款"政和五年八月少府監鑄"）

这种宽边大官印印式到明、清直至民国时期，变本加厉，发展到了极致。

2. 私印

宋代皇帝治国无能，艺术造诣却可彪炳史册，书法绘画都有独创，鉴赏力也高，故对御玺的艺术化提出了更高要求。他们不满足印工毫无生气、例行公事的印作，而授命一大批书家大臣为御玺篆写印文，"虽然宋以前的帝后用印也由专人设计制作和管理，但参与者，尤其篆写印文的人绝没有宋代这么多，这是十分引人注目的。据史书记载，有宋一代，已知为御玺（包括为皇后、太子等）篆过印文的大臣或书家有：王曾、陈尧佐、薛奎、晏殊、陈执中、庞籍、刘沆、欧阳修等人，这么多的人受命为御玺篆文，说明宋代皇帝们非常重视御玺的艺术性，这在客观上推动了宋代印章艺术的发展。而作为臣下，有幸为帝王效力，肯定兴趣盎然，且能发挥到最佳水平。这样，为御玺篆文的人私下再为自己或他人篆写印文，是可想而知的了"。（韩天衡、陈道义《点击中国篆刻》）

宋四家之一的米芾精书画和鉴定，徽宗授以"书画学博士"。他就对印章十分讲究，在著作《书史》《画史》中屡及对印章的见解，主张鉴藏印要用细文细圈，"王诜见余家印记与唐印相似，始尽换了作细圈，仍皆求余作篆"。

在现存的古代书画碑帖上能见到很多宋代私印，包括帝王徽宗的"大观""宣和""御书"，高宗的"绍兴"等。还有文人学士欧阳修的"六一居士"，苏轼的"赵郡苏氏""眉阳苏轼"，米芾的"米姓之印""米芾""祝融之后"，贾似道的"似道""秋壑珍玩"等，及其他私家的鉴藏印。

宋代文人书画盛行，催生了文人治印的念头，这对篆刻艺术的形成，其意义是不容小觑的。

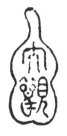
大觀

宣龢

德壽宮書籍印

睿思東閣

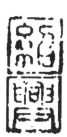
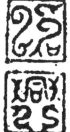
紹興

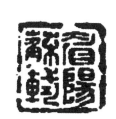
眉陽蘇軾

六一居士

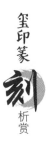

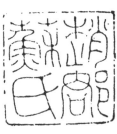

趙郡蘇氏

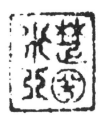

楚國米芾

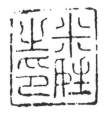

米姓之印

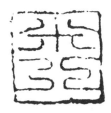

米芾

祝融之後

米芾之印

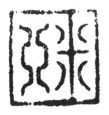

米芾

米芾之印

米黻之印

似道

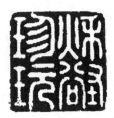

秋壑珍玩

总之，宋代私印在印式、风格和内容上都出现了很多新的变化。既有旧的汉印遗韵，又有后来的圆朱文先风，还出现了楷书和花押等杂印印式。

虽说宋代官印彻底离析了秦汉古风，由于在大文化背景的影响下，却开创了实用印章向篆刻艺术嬗变的先河。宋代印章所出现的这些"进步"在印学上的历史地位是不可忽视的。

3. 印学理论的初始

"今天论印学的形成，可以溯源到米芾。"

米芾（1051—1107），字元章，自称襄阳人，擅书法。沙孟海《印学史》言："他对印学已经相当讲究了，《书史》《画史》中有他好几条治印、用印之法。他主张鉴藏印要用细文细圈（即细边）"的论述，至今仍为鉴赏界推崇；另外"我们所见他的墨迹和经藏书画上用的印，或一颗，或两颗、三颗，甚至连用七颗。如故宫所藏《兰亭》褚摹本米芾跋，一处连用'米黻之印''米姓之印''米芾之印''米芾''祝融之后'之印，这种款式，以往所无，后世也少有。……过去论印学名家都从赵（孟頫）、吾（丘衍）谈起，而不上推米芾，我们认为是不符合实际情况的。"

今存于上海博物馆的米芾墨迹《参政帖》，其内容就是米芾亲笔记录宋初收藏家苏易简收藏的书画上所钤用几方印章的札记："苏太简参政家物，多著'邳公之后''四代相印'或用'翰林学士院印'。芾记"可见，米芾对用印多有关注用心。

因此，米芾的印学认识和印章实践，当是元明清代印学真正形成的发轫。

4. 印谱

早在唐玄宗时期，曾有"玺谱"问世，但其

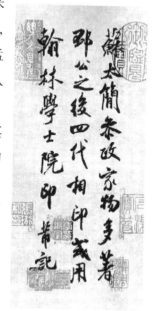

米芾《参政帖》

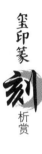

本意在集录古代的印制和古器，并非专门的印谱。而宋代对印学史最大的贡献之一就是真正"印谱"的产生，有元符《宝样》、杨克一《集古印格》、黄伯思《博古图说》、王厚之《汉晋印章图谱》、颜叔夏《古印谱》、姜夔《姜氏集古印谱》等。虽然这些印谱现今已经佚失，但集古印谱的问世刊印和广泛流行，为刻印者提供了仿制学习古玺印的范本，对褒扬古玺印之美、促进印章美学观和艺术观的形成起到了推波助澜的作用，对篆刻艺术的催生和最后形成更是有着不可替代的作用！

知识链接：宋徽宗

宋徽宗赵佶生于北宋元丰五年（1082），为宋神宗第十一子，在位25年，治国无能，饱受诟病，国亡被俘，受折磨而死，终年54岁。宋徽宗生前沉湎艺术，是杰出的书画艺术家。历代帝王，论艺术造诣，无人能出其右。赵佶在艺术上主张形神并举，提倡诗、书、画、印结合，这也成为元、明后中国绘画的传统特征。他绘画得吴元瑜传授，继承崔白风格，重视写生，体物入微，以精工逼真著称，花鸟、山水、人物、楼阁绘画成就卓然。创瘦金书体，正草书堪与宋四家齐名。

（二）元朝

蒙古族忽必烈灭金、灭西夏，再灭南宋，于公元1271年定都大都（北京）建元。元世祖虽然为治国之需尊重儒学，施行"汉法"，但民族矛盾尖锐，人民抗虐不断，加之宫廷奢靡内斗，元朝经不起折腾，只维持了98年，到1368年就灭亡了。

元代疆域广大，国际交往频繁，科学技术和文化艺术成就卓著，医学上就出现了著名的金元四大医家。而文学艺术，尤其是书法绘画和印章艺术亦在这样的社会氛围中得以发展。当时文人士大夫不满现实，纷纷闲云野鹤，寄情书画，而元朝庭对文化艺术却持相对宽容的态废，使

"赵孟頫在艺术上的'复古'思想就有了广阔的平台，故元代的书画印都有新的发展。就印学园地而言，文人篆刻露出了晨曦，印学理论也在此时萌发。可以说，元代是印章从实用真正走向艺术的大转折期"。（韩天衡、陈道义《点击中国篆刻》）

1. 官印

元代官印初遵宋式，并将少数民族文字融入印中，铸造出有八思巴文、篆书等文字的元官印，且印框益宽，笔画多叠平庸。据传世的元官印分析，似高品级官职官印印文用八思巴文，而一般官职官印印文则用汉文篆书。印背都凿有汉文纪年及制印机构。

杭州路僧錄司之印
（7.2cm×7.2cm）

唐州提領司印
（5.7cm×5.7cm）

門國公印
（10.2cm×10.2cm）

太尉之印
（10.2cm×10.2cm）

白蘭王印
（11.3cm×11.3cm）

2. 私印

传统私印：元代文人士大夫对印章的认识有了质的飞跃，赵孟頫是"印宗汉魏"表述的第一人，他批评"近世士大夫图书印章，一是以新奇相矜，鼎彝壶爵之制，迁就对偶之文，水月、木石、花鸟之象，盖不遗余巧也。其异于流俗以求合乎古者，百无二三焉"（《印史》序），提出印章创作应以"汉魏而下典型质朴之意"为准绳的美学观。同时，他又以秦李斯小篆笔意，参以隋唐官印圆转体势，创制出圆转流美，典雅遒劲的"圆朱文印"，在印章史上形成继古玺、汉印之后又一崭新的印式。

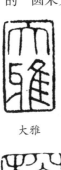
大雅

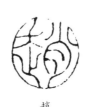
赵

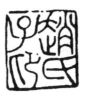
赵氏子昂

赵孟頫印

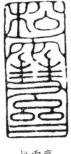
松雪斋

赵氏书印

松雪斋图书印

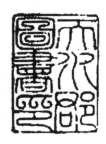
天水郡图书印

圆朱文印清新典雅又不失古风，强力校正了当时"新奇相矜""不遗余巧"的低俗流行印风，以致当时及以后的鲜于枢、柯九思、吴镇、吴睿、王冕等文人竞相追随，形成元代文人群体的时尚印风。

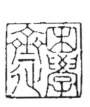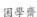
困学斋

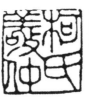
柯敬仲氏

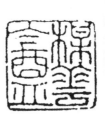
梅花庵

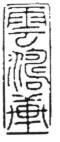
云涛轩

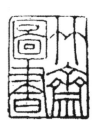
竹斋图书

3. 元押印

押记早在汉、三国两晋时期就有使用，南北朝称为"画敕"，而至唐宋时期则间有楷书入印，如宋代吉州窑出土的陶器上能见到制作者的楷书押记，而普遍引楷入印则盛于元而为押印。《宋史·高宗纪》就有"必先书押而后报行"的记载，宋·周密《癸辛杂识·别录》以"古人押字，谓之花押印，是用名字稍花之"来描述当时押印的形式。

元代是由蒙古族建立的王朝，处于社会上层的大多为赳赳武夫，少通汉字，所以他们大都以简单的押印作为凭信之用。元末明初陶宗仪《南村辍耕录》言："今蒙古、色目人之为官者，多不能执笔花押，例以象牙或木刻而印之，宰辅及近侍至一品者，得旨则用玉图书押字，非特赐不敢用。"

明·王圻《续文献通考·王礼》载，元世祖至元七年（1270）十月诏："右丞相、平章枢密知院、御史大夫，得赐玉押印。"可见押印在元代是一种官方行为。外族不识篆文，楷书便成了元押印所用的主流书体。经朝廷提倡，其发展更快，流行更广，押印便成为民间通用的凭信印章。

元押看似简单，其内涵却是很丰富的。造型以长方形为主，有方有圆，还有各种图形等，形式活泼，式样众多。元押所用汉字以魏楷和民俗书体为主，也有用行草书的，兼有八思巴文等少数民族字体。押印是元代印章迥别于其他时代的重要标志。

其实押印是一种值得开掘深究的印式，可惜后世对其关注不多。

   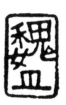

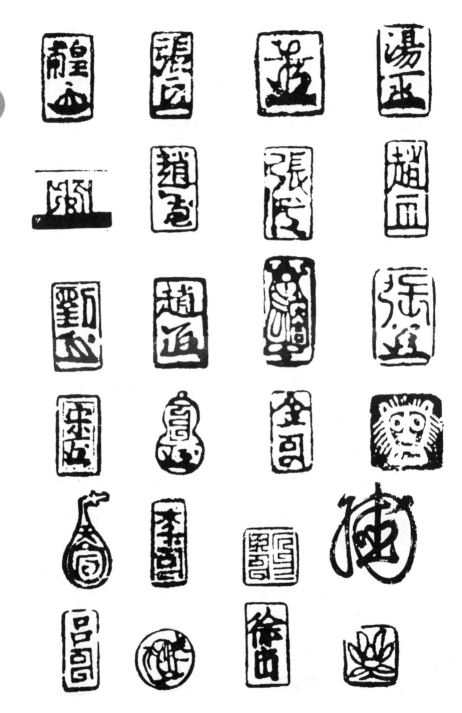

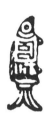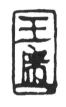

元押印

七、明清印

明朝共历 270 年（1368～1644），清朝共历 267 年（1644～1911）。

明代官印初袭元，后变制，总体风格为大、宽边、九叠文，方整呆滞，技法低劣，少有艺术韵致可言。

 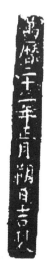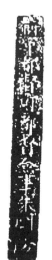

前軍都督府都督僉事朱關防　　　　　前軍都督府都督僉事朱關防
（9cm×5.5cm）　　　　　　　　萬曆二十二年正月朔日吉製

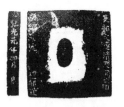

吏部文選清吏司之印
（7.8cm×7.8cm）

吏部文選清吏司之印
文字五號禮部造
弘光元年四月日

清代官印的特点是印边愈宽，满汉文共存一印，一般是右侧汉字篆体，左侧是满文。其满文书写接近篆书，使两种文字在一个印面获得大致统一，是其长处。

延慶州印
（6.8cm×6.8cm）

長春府印
（7.5cm×7.5cm）

明清官印既无古韵，亦无新意，唯示官衙威严，与艺术已彻底决裂。但与此天壤之别的是，明清两代的文人学士间却演绎出玺印历史上另一座既轰轰烈烈又绚丽缤纷的艺术新高峰——篆刻流派艺术。

附：太平天国及清代以后的玺印

太平天国时期用印，其纹饰、字体、内容及型制有其特殊性。

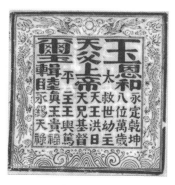

太平天国印

1911年辛亥革命后，建立中华民国。民国时期官印仍承清制，大而方，多用小篆，间有九叠文。

1928年11月2日，国民政府国务会议议决："制玉质国玺，文曰'中华民国之玺'"。是印用缅甸产的青翠玉石，印式为宽边大官印，由印铸局局长周仲良亲自负责刻玺工程，技正施震华设计绘图，唐源邺、刘云逵任监工助理，技正王禔负责监工并篆文，玉匠陈世科、陈燮之父子担负篆刻工作，制成国玺。"中华民国之玺"13cm×13cm，此玺在台湾地区沿用至今日。另有"中国国民党之玺""中华民国国民政府印"及袁世凯时期的"中华民国之玺"（民国三年，即1914年刻制。据记载，此印系朝鲜人金台锡于1913年在中华民国国务院秘书厅任职期间作品）等，印式印风均系清玺之遗绪。

中华民国之玺

中国国民党之玺

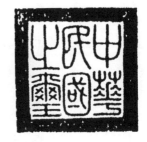

中华民国国民政府印　　　　　　中华民国之玺（袁世凯时期）

新中国成立前，解放区苏维埃政权印章没有统一形式，文字图案亦不规范。

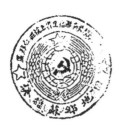　　

解放区苏维埃政权印章

1949年新中国成立，改革了印制，易玺为印。印式仍方形宽边，印文以实用易读为宗旨，改为印刷用宋体字。

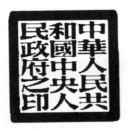　　　　　　　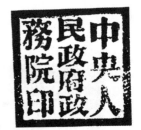

中华人民共和国中央人民政府之印　　　中央人民政府政务院印

后来，统一改成圆形公章，印文采用仿宋体文字。高级政府机关公章圆心刻国徽，沿圆边顺时针刻机关名称。一般机关公章圆心刻五角星，沿边顺时针刻机关名称。印面直径随行政级别的高低而有大小之别。现今常见的政府机关及企事业单位的凭信公章与印章艺术毫不相关。

第二篇

篆刻

"篆刻"始于宋元，自文人找到能随性自篆自刻的石质印章后，遂使刻印艺术与实用玺印分道而行。

篆刻是以篆文书法为主体，并和雕刻（刀法）技术相结合的艺术品种。由于篆刻作品中，作者的学养个性及书法等精神内涵（印外工夫）重于雕刻技术，也就是说，篆刻和传统艺术诗、书、画一样，是以作者的文化底蕴为支撑的，所以篆刻本质上不同于工艺美术。尤其经明清以来文人学士的不懈努力，篆刻终于发展成一门独立的艺术品种，为"篆刻（艺术）"。

唐宋年间，虽然官印艺术性平平，却渐开文人好印之风。由于唐宋时期文学艺术空前繁荣，各种艺术均呈现朝气蓬勃、健康向上的文化心理和艺术激情。其间，书法绘画名家辈出，文人学士包括帝王高官纷纷热衷于此。在书画热的带动下，首先衍生出书画鉴藏印和斋馆印的使用。这种文人士大夫专属的私印，带有明显的自觉审美意识。历史记载，当时就有讲究的达官贵人和文人学士亲自设计书写印稿。同时，私印中除了原有姓名印仍作凭信之用外，又生出了很多新的用法，除鉴藏印、斋馆印以外，还有年号印、书画印、图书印、道号印、藏经印、诗词印等，到元代更有文人自书自刻印章，这些具有文人书卷气息和艺术性的自用私印就是艺术印章的前驱，即篆刻艺术的雏形，当是以后元明篆刻艺术的发轫。

元代篆刻

元代是印学史上十分重要的历史阶段。

元代的科学技术（包括医学）和文学艺术发展很快，如医学之李杲的《脾胃论》，朱震亨的"阳有余，阴不足"，葛可久治痨，危亦林在麻醉和骨科上的创新等医学成就；文学创作之关汉卿《窦娥冤》，王实甫《西厢记》等；画家黄公望的"富春山居"图，更被称为画中的兰亭。印章艺术亦在这样的社会大环境中得以迅速萌发起来。

玺印与篆刻的分水岭，是印章材质的变革。

古代玺印印材以金属为主，间而也有玉、石、木、牙骨角质及琉璃、水晶等。由于金玉牙角等材质坚硬，必须由印工铸凿雕琢制作，故这类玺印的功能以凭信实用为主。而经唐宋文人衍化扩展，印章的使用功能发生了很大的变化，文人对用印章来展示其精神和情志有了更高的要求。尽管其间文人亦参与印文的书写，但不能亲力亲为亲自操刀刻制，印作总有"隔靴"之感，不能畅达胸臆，这使文人对印章材质有了强烈的变革要求。而质地柔韧易于受刀的石质印材的出现，使文人能像写字画画一样，随心而为，独立刻制印章成为可能。所以，石质印章的出现和普遍使用是篆刻艺术发展史上的重大变革，是篆刻艺术最后形成的物质基础。

讨论元代的篆刻，当从赵孟頫、吾丘衍及王冕三人谈起。

一、赵孟頫

赵孟頫（1254—1322），中年曾作孟俯，字子昂，号松雪、松雪道人，系赵宋后裔，吴兴（今浙江湖州）人，官至翰林学士承旨，封魏国公，大书画家。能诗善文，擅金石，通律吕，解鉴赏。元朝文人艺术发展到了一个高峰期，而赵又是站在这座峰顶上的人。他以复古为创新，把宋一代尚意书法复归于晋唐传统，成为元后书法的领军人物，影响至今余绪不绝。

赵孟頫作为南宋遗逸而仕元，史书上留下诸多诟议，所谓"薄其人遂恶其书"。但作为艺术家，赵孟頫具有深厚的文学艺术造诣和超越前人的审美眼光是不争的事实，他敏锐地洞察到印章具有可待开发的极大艺术底蕴。

他对用印极为讲究，批评"近世士大夫图书印章，一是以新奇相矜……不遗余巧也"的低俗流行印风，认为"其异于流俗，以求合乎古者，百无二三焉"。因此，他亲自摹得古印"三百四十枚，且修其考证之文"集为《印史》。提出印章应树立"采其尤古雅者"和"汉魏而下典型质朴之意"的印学审美思想。这种观点与其在书画艺术上的复古主张是一致的。

赵氏前无古人地确立了汉印在印章艺术中的主导地位，指明了篆刻艺术的发展方向，其历史意义十分深远。

赵孟頫在呼吁"印宗汉魏"的同时，又以秦小篆自篆印文，并将唐宋以来的朱文印篆法加以发展，突出篆书的书法意蕴，开创出被后世称为"圆朱文"的新印式（后世又将元代此类风格的朱文印称元朱文）。圆朱文印是印章史上继古玺、汉印之后独创的又一崭新格局。元末张绅说："至大、大德间，馆阁诸公名印皆以赵子昂为法，所用诸印皆以小篆填

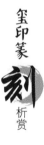

廓，巧拙相称，其大小繁简，俨然自成本朝制度，不与汉、唐、金、宋相同。"

赵氏亲自书刻印章的记载有元初大德十年（1306），赵致王利信云："……名印当刻去奉进。"清·蒋山堂在"笔墨精良，人生一乐"印款中记载："赵王孙之'水精宫道人'皆出自亲镌。"

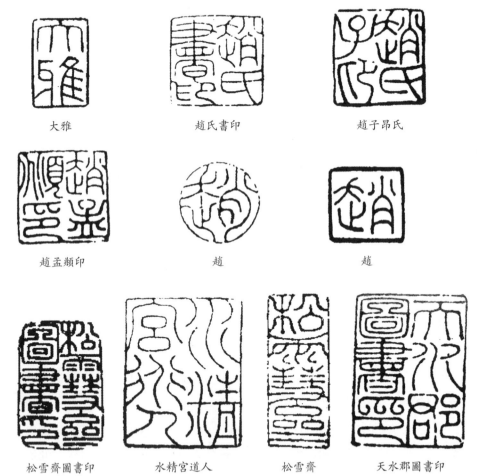

大雅　　　　　　趙氏書印　　　　　　趙子昂氏

趙孟頫印　　　　　　趙　　　　　　趙

松雪齋圖書印　　水精宮道人　　松雪齋　　天水郡圖書印

由于这种朱文印"圆转妩媚……丰神流劲，如春花舞风，轻云出岫"（清·陈炼《印说》），却又不失金石古雅拙朴意趣，迎合了士大夫追求儒雅风度和"中和"哲理的审美取向，故引得文人印家群相效法，形成时尚。

而在元后的数百年间，更得学者印人的精耕细作，致使圆朱文印在明、清和民国等各个历史时期屡出新意，且延绵至今日仍然生机勃发。

二、吾丘衍

叙述篆刻必须提及的第二人，是与赵孟頫同时的吾丘衍。吾丘衍（1272—1311），元代篆刻家，一作吾衍，字子行，号贞白，又号竹房、竹素，别署真白居士、布衣道士，世称贞白先生，太末（今浙江龙游）人。他年龄少于赵孟頫十八岁，与赵为文字交，"旧学商量，时有往还"。嗜古学，通经史百家言，工篆隶，谙音律，著有《周秦石刻释音》《闲居录》《竹素山房诗集》《学古编》等。他性格孤傲，人品高洁，隐居临安，教书为生，不交官宦，持重气节，40岁时"姻家讼累被逮，义不受辱，赴水死"，是篆刻史上的重要人物。

吾氏对篆刻情有独钟，也是提倡刻印必须学汉的代表人物。吾丘衍曾写下著名的《学古编》二卷，卷一为《三十五举》，次载《合用文籍品目》，尾系附录。《三十五举》为此书主体，故后人称为《三十五举》，被形容为是历史上最早的篆印教科书。元·危素曰："吾丘君隐于武林阛阓间，高洁自持，尤攻篆籀，此编之出，可一洗来者俗恶之习。"此编上承秦汉，下启明清，起着为篆刻艺术开篇立论的重要作用。

《三十五举》指出："汉有摹印篆，其法只是方正，篆法与隶相通。后人不识古印，妄意盘屈且以为法，大可笑也。多见故家藏得汉印，字皆方正，近乎隶书，此即摹印篆也。王俅《啸堂集古录》所藏古印正与相合。凡屈曲盘回，唐篆始如此。"（十八举）"汉魏印章，皆用白文。"（十九举）"……白文印，皆用汉篆，平方正直，字不可圆，纵有斜笔亦当取巧写过。"（二十举）"白文印必逼于边，不可有空，空便不古。"（二十七举）"朱文印不可逼边，须当以字中空白得中处为相去，庶免印出与边相倚，无意思耳。字宜细，四旁有出笔，皆滞边，边须细于字……"（二十八举）"诸印文下有空处悬之最佳，不可妄意伸开，或加屈曲，务欲填满，若写得有道理，自然不觉空也。字多无空，不必问此。"（三十五举）

他把刻印技术升华为系统的理论，强调撷取"古法"的唯一性即是汉印的篆法和章法，着重提醒印人质朴、平直、方正是汉印的基本特征，真是功在千秋。

吾氏在《三十五举》中提出印人应加强古文字修养的真知灼见，强调印文"古有法式，不可随俗用杂篆……"（二十六举）"凡习篆，《说文》为根本。能通《说文》则写不差，又当与《通释》兼看。"（四举）"汉篆多变古法，许氏作《说文》救其失也。"（十六举）"学篆字必须博古，能识古器，其款识中古字，神气敦朴可以助人。又可知古字象形、指事、会意等未变之笔，皆有妙处，于《说文》始知有味矣。前贤篆乏气象，即此事未尝用力故也。若看模文，终是不及。"（三举）这些见解十分重要。吾丘衍时代，印坛承唐宋之弊，六文八体尽失其真，懂篆法的不多，他力矫时弊积习，对印学的拨乱反正具有积极意义。因此，《三十五举》一书，在当时及后来很长一个时期，印人人手一册，成为历史上的篆刻经典。

由于当时治印还处在文人篆写印文交印工刻制的阶段，因此《三十五举》并未涉及刀法的论述。

吾丘衍所篆的印章大多为汉白文，据记载，其亦擅圆朱文印。可惜的是，吾氏作品流传极少，元·夏溥在《学古编·序》载："然余候先生好情思，多求诸人写私印，见先生即捉新笔书甚快，写即自喜，余'夏溥'小印，先生写可证也。"文中提及他曾治有"竹素山房""吾氏子行""我最懒""飞丹霄""放怀真乐"等印，惜不见流传。清《乾隆吴县志》载："谢杞能刻印章，元贞间钱翼之有二私印为吾衍印篆，而杞刻之，翼之特识其名于衍手迹后。"以此可证吾衍篆印文，由谢杞刻印的史实。现存古帖杜牧《张好好诗卷》后留有"大德九年吾衍观"小篆墨款，其下钤有"吾衍私印""布衣道士"二白文印蜕，可见吾氏篆印的仿汉遗韵。

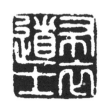
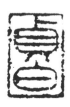

吾衍私印　　　　布衣道士　　　　贞白　　　　鲁郡部氏

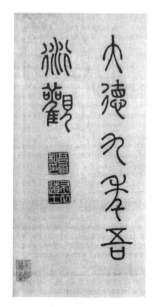

杜牧《张好好诗卷》后
吾丘衍小篆墨款及印

三、王冕

　　元朝篆刻必提的第三人是王冕。王冕（1310—1359，另有1287—1359、1335—1407等诸说），字元章，号煮石山农、饭牛翁、会稽外史、梅花屋主等，浙江诸暨人，画家、学者、诗人和篆刻家，"嵚崎磊落，轮囷多节"，著有《竹斋集》《墨梅图题诗》等，对写意花鸟画有独特的贡献，常以墨梅寄其孤洁。诗作跌宕纵横，不拘常格，描写隐逸生活，反映民间疾苦和对蒙元苛政的排遣。

　　元末明初，镏绩在《霏雪录》中说："初无人，以花药石刻印者，自山农始也。山农用汉制刻图书印，甚古，江右熊口巾笥所蓄颇夥，然文皆陋俗，见山农印大叹服，且曰天马一出，万马自喑，于是尽弃所有。"可见王冕印作对文人篆刻审美的影响力，后世更视王冕为文人自篆自刻石印的"第一人"。

　　"明·郎瑛《七修类稿》说：'图书，古人皆以铜铸，至元末会稽王冕以花乳石刻之。今天下尽崇处州灯明石，果温润可爱也。'朱彝尊《王冕传》亦有'始用花乳石治印'的话。用花乳石作印材，确是一个大发明。明清以来印学的昌盛，与花乳石的应用有密切的关系。花乳石质地不十分坚硬，易于运刀。我们看到王冕书画作品遗迹，所钤各印，大都奏刀从容，胜过前人。"沙孟海《印学史》将王冕列于赵、吾之后，肯定其仿汉功力和首用花乳石刻印的印学历史地位。

　　沙孟海《印学史》云："传世王冕所画梅花真迹，我们还能看到几幅。他的篆刻，从他画幅中见到的，有'王冕私印''王元章氏''王冕之章''王元章''元章'（大小两方）'文王孙''姬姓子孙''方外司马''会稽外史''会稽佳山水'等印，皆是白文。'竹斋图书'是朱文。仿汉铸凿并工，奏刀从容，胜过前人。其中'方外司马''会稽外史''会稽佳山水'三印意境尤高,不仅仅参法汉人,同时有新的风格。如不是利用花乳石,断没有这一成就。……王冕治印,毫无疑义是个专门家。"

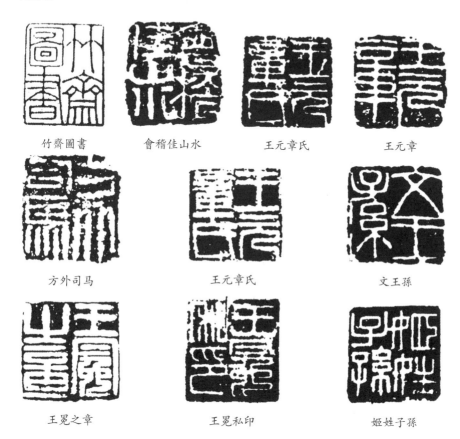

竹齋圖書　　　　會稽佳山水　　　　王元章氏　　　　王元章

方外司馬　　　　王元章氏　　　　文王孫

王冕之章　　　　王冕私印　　　　姬姓子孫

其实,从"铜印"时代转化为"石印"时代,当是由一代一代爱好印学的文人学士不懈探索和追求的结果,应该说是历史发展的必然。而名归王冕,可能因其历史地位而能见诸史册的缘由。

元代的文人学士包括书画家、鉴藏家等纷纷参与到印章的艺术化变革中来,尤其像赵、吾、王等有影响的文人在自书或自书自刻印章的实践中,自然而然地把历史积淀的中国传统文化艺术审美观引入印章领域,并有了《印史》《三十五举》等论印著作和多种展示传统的印谱及规范篆籀六书的字书刊传，使印章的美学定义和发展方向逐渐清晰丰满与厚重起来。加上王冕"始用花乳石治印"，终于使文人在理论指导下心手合一地创作篆刻作品成为可能。元代文人的这些印章实践，更促使刻印群体组成结构完成了由工匠型到文人型的转化。这就从精神上、理论上、物质上、实践上及作者学养气质层次上，为明清篆刻流派艺术的兴起和繁荣起到了奠基作用。

明代篆刻

　　明代是中国历史上最后一个由汉族建立的大一统封建王朝。清修的《明史》中评价明代是"治隆唐宋""远迈汉唐"，是汉唐之后又一个繁盛的黄金时代。

　　明代洪武之治、永乐盛世使国力强盛，并修成大型类书《永乐大典》。其时新儒学——心学的哲学思想形成，科学技术和文学艺术等均有所建树。中后期由于政治倾轧和天灾导致国力下降，爆发农民起义。

　　明代医学有很大发展，著作纷呈，有《普济方》《本草纲目》《针灸大成》《外科正宗》及张景岳《类经》《类经图翼》《类经附翼》《景岳全书》等；文化艺术方面，小说、戏曲、诗文、书法、绘画均有创新建树。

　　至15世纪中叶，江南文人画家沈周、文徵明、唐寅、仇英声名崛起，史称"吴门四大家"。明代文人画的兴起，更为诗、书、画、印的完美结合创造了条件，《印说》提出"文也，书也，画也，与印一也"的观点，将治印同作文、赋诗、书法、绘画视为同样的文人艺术来对待。而文人和书画家的加入，更使印的内容朝着诗文入印的"闲章"方向发展，这种进化，加速了篆刻升华成一门独立艺术的进程，篆刻与诗文书画一样，终于成为文人学士寄情明志、舒啸寄傲不可或缺的一种艺术形式，篆刻的地位因此得到最大提升，而这又是明代文人篆刻迅速发展的动力和"引擎"。

一、代表篆刻家

1. 文彭

书画家中，文徵明及其子文彭对篆刻艺术贡献尤著。

文彭（1498—1573），明代篆刻家，字寿承，号三桥，江苏苏州人，是著名书画家文徵明的长子，曾任南京国子监博士，于诗文、书画、篆刻均有造诣。文彭主张篆刻须精通六书以"矫元人乖缪之失"。他印宗秦汉，并参宋元，多作细边圆朱文印，承自赵孟頫，文字构介于方圆间，印风秀丽古朴。但他的印作还偏于元人的审美倾向，与万历仿汉热后明人印章水平尚有距离。其传世留存的印作不多，今天还能从他的书画作品上见到，然赝品众多，均不足为凭。

据记载，他前期所用牙质印章均亲自篆写印稿印文，再由工匠镌刻。后在南京得到灯光冻，并制成印材，因冻石易于奏刀，即开始自书自刻印章。清·周亮工《印人传》记载："先是，公所为印皆牙章，自落墨而命金陵人李文甫镌之。李善雕篦边，其所镌花卉皆玲珑有致，公以印属之，辄能不失公笔意，故公牙章半出李手。自得石后乃不复作牙章……于是冻石之名始见于世，艳传四方矣。"

文彭更"发掘和培养了一批具有娴熟刀法，以刻印谋生的专业篆刻者，向他们传授六书知识和印章篆法、章法等印学知识"（翟屯建《徽派篆刻》）。由于文彭父子的名望和地位，带动了一大批文人亦随之参与到石印的自篆自刻行列中来，造就了篆刻史上第一个文人篆刻的创作队伍——"三桥派"（又称"吴门派"），晚明的何震、苏宣、甘旸等直接间接地受其影响并各有建树。明·朱简的《印经》说："自三桥而下，无不人人斯籀，字字秦汉，猗欤盛哉！"清·周亮工《印人传》曰："但论印一道，自国博开之，后人奉为金科玉律，云礽遍天下，余亦知无容赞一词。"可见文彭在文人流派篆刻发展史上的重要地位。

　　文彭对篆刻做出的另一项贡献是首创以双刀法来刻印章边款。文彭有着深厚的行草书功底，这种刻款方法既能复现行草书法的遒劲流畅，又显示出刀刃入石、披坚执锐的斩锻锋芒和金石古趣，是最能体现作者胸臆腹笥和艺术修养的刻款方式之一，对后世有很大的影响。

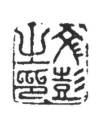
文彭之印

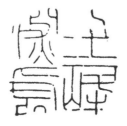
七十二峰深處

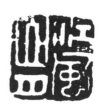
江風山月

文彭之印

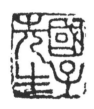
國子先生

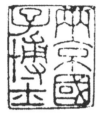
兩京國子博士

壽承氏

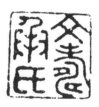
文壽承氏

我師造物

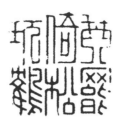
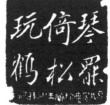
琴罷倚松玩鶴

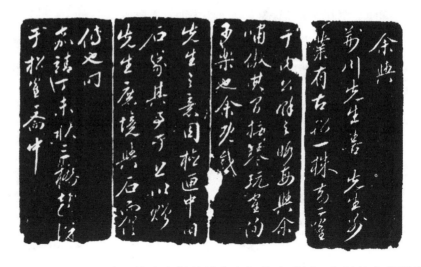

自文彭后，以冻石作为印材就被印人们普遍采用。印材的变革更为明清篆刻流派的发展起到了推动和支撑作用，这是文彭在篆刻史上留下的功绩。

🔲 知识链接：灯光冻

灯光冻为青田石的一种，其矿物组成为叶蜡石，主要化学成分为 SiO_2 和 Al_2O_3，摩氏硬度 1.5，密度 $2.84g/cm^3$，半透明，蜡状光泽，呈灯辉黄色，质地细腻、纯净、温润、呈冻状。

据朱选民 2011 年《青田石"灯光冻"品种的宝石矿物学特征及其成因》研究表明，灯光冻的内部结构有序度高，铁含量少，其特有的灯辉黄色是由铁、钛和硅氧铝空穴心共同致色。

灯光冻与封门青主要区别在颜色上，前者为灯辉黄色，后者为青黄色；透明度上，前者为半透明，后者为微透明；质地上，前者纯净、温润、呈冻状，后者常含有隐形纹理。

灯光冻与寿山田黄石的主要区别在矿物组成上，前者为叶蜡石，后者为珍珠陶石和地开石。

印章以五种石材为珍贵：福建寿山石、浙江青田石、浙江昌化石、吉林长白石及蒙古巴林石。灯光冻为青田石之极品。邓散木《篆刻学》云："灯光石微黄，纯洁，半透明，坚致细密，价等黄金。"

2. 何震

与文彭同时的何震（1535—1604）字主臣、长卿，号雪渔，安徽休宁县人，寓居南京。他深究古籀，精研六书，孜孜于篆刻治印，法古创新，时人誉称"近代名手，海内推第一"。与文彭齐名，并称"文何"。有《续学古编》二卷传世。何去世二十多年后，程原、程朴父子征集何印，选摹刻成《忍草堂印选》一册，惜未能传其真。

何震是一名敬业的专业篆刻家。为了提高篆刻水平，专程去苏州向文彭学习。万历初就正式师事何震的入室弟子吴忠曾记道："盖此道正宗，数百年来谬乱几丧，文寿承氏特起始复一新，谓有继往开来之功。吾乡何主臣先生北面事之，尽受其法，然天趣时有溢于诸法之外者，其青蓝之谓乎！"（韩天衡《历代印学论文选》）"何震成名后，尝客北方，遍历诸边塞，大将军以下皆以得一印为荣，橐金且满。"（沙孟海《印学史》）

何震善于印学理论的研究与阐发，他仿照吾丘衍《学古编》体例，撰写《续学古编》二卷。

当时印坛尚宋元而轻秦汉，六书乖悖，江河日下，气格低劣，出现庸俗怪异和杜撰擅改的陋习。他与文彭高举汉印博大印风以力矫时弊，去繁求简，易滞成新，化古为今，荡涤俗习，并从先秦刻石金文中汲取印学营养。尽管吾丘衍《三十五举》曾有"依（钟鼎）款识字式作印，此大不可……学者慎此"（二十九举）之说，但何震《续学古编》却提出"鼎文不入印之说不必泥"（十五举），"学篆须博古，鼎彝、珊戈、带钩、权律，其款中字神气敦朴，可想六书未变之笔，知此作篆书始有意趣"（二举）。

他主张篆刻用字应"以六书为准则"的观点，也成为后世篆刻艺术的基本规范之一。清·周亮工《印人传》说:"其于文国博盖在师友间,国博究心六书,主臣从之讨论,尽日夜不休,常曰:'六书不能精义入神,而能驱刀如笔,吾不信也。'以故,主臣印无一讹笔。"

作为篆刻家,他在《续学古编》中首先提出了"刀法"这个有别于玺印的流派篆刻灵魂,并对刀法和笔法的关系进行阐述:"刀法、笔法,往往相因。法由法出,不由我出。小心落笔,大胆落刀。""笔之害三:闻见不博,笔无渊源,一害也;偏旁点画凑合成字,二害也;经营位置疏密不匀,三害也。刀之害六:心手相乖,有形无意,一害也;转运紧苦,天趣不流,二害也;因便就简,颠倒苟完,三害也;锋力全无,专求工致,四害也;意骨虽具,终未脱俗,五害也;或作或辍,成自两截,六害也。"(十八举)

何震更是历史上第一个以自刻作品编集印谱的篆刻家,至今存有《何雪渔印选》残本。《中国印学年表》载:"何震(主臣)以自刻印成《何雪渔印选》,开印人汇辑自刻印成谱之先河。"

何震篆刻法古而不泥,熔汉铸凿于一炉,冲刀直入,猛利绝俗,力纠时俗,自成面目。作品纯朴清新,遒劲苍润,所作白文印更是猛利挺拔,古朴浑厚。明代诗人、书画家李流芳推崇:"新安何长卿,始集诸家之长而自为一家,其体无所不备而各有所本,复能标韵于刀笔之外称卓然矣。"(《题汪皋叔印谱》)明代书法家祝世禄赞其"印章之作,其年尚矣。盛于秦而工于汉,其法平方正直,删繁益简,以通其宜,匠心运妙为千秋典型,六朝参朱文而法坏,唐宋好盘纠而法亡。至我朝文寿承氏稍能反正,何主臣氏乘此以溯其源,遂为一代宗匠。"(《梁千秋印信·序》)陈赤在《忍草堂印选·序》中更称:"新安何雪渔为近代名手,海内推第一。"

何震的刻款方法也迥异于文彭,他自创单刀楷法款识,以刀为笔,以石作纸,简洁劲拔,凌厉沉厚,富有金石味。从何震起,边款才真正光大其制,可谓印款并重、珠椟相辉。后经浙派创始人丁敬发扬光大,遂使后世追随响应者延绵不绝。

由于何震影响并造就了一大批篆刻人才,这些印人又都成为当时印

坛的风云人物，所以后世称他为徽派篆刻的开山之祖，其在篆刻史上的
历史地位巍巍可敬。

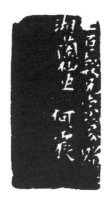
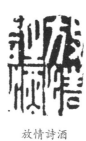
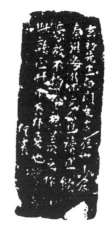

聽鸝深處　　　　　　　　　　　放情詩酒

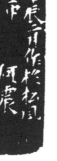

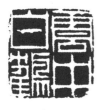
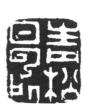

雲中白鶴　　　　　　　　　　延賞樓印　　青松白雲處

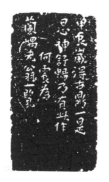
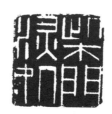

笑談間氣吐霓虹　　　　　　　　柴門深處

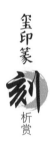

何震对篆刻的另一个贡献，是赋予印章以商品价值，并进而开创了篆刻艺术的市场化。自明代中叶起，文人篆刻与书画一样成为商品，并逐步赢得了相应的市场地位。印人和印章在艺术市场上的出色表现引起了社会的极大关注，客观上刺激了从印人数的急剧增加和篆刻的普及，对当时"篆刻热"的形成无疑是一种示范和推动，这对于明代中后期乃至清代篆刻艺术的发展繁荣起到了推波助澜的作用。

3. 苏宣

苏宣（1553—1626后），字尔宣、啸民，号泗水，安徽歙县人。苏宣禀耿直，性豪放，设馆文彭府第，得其亲授篆法，尝摹汉印千钮，功力深厚。他与何震交在师友间，终生钦佩何震，并传承其刀法、章法和印风。尽管他深谙"始于摹拟，终于变化"之法则，但直至其晚年所刻"我思古人实获我心"（刻于天启二年，即1622年，苏宣约70岁）等古玺印式，细细品析，系仍属何震印风的变化之作。

苏宣著有《苏氏印略》，他在序言中自述："……乃取六书之学博之，而寿承先生则从谀之，辄试以金石，便欣然自喜。既而游云间则有顾氏，携李则有项氏，出秦汉以下八代印章纵观之，而知世不相沿，人自为政。如诗非不法魏晋也，而非复魏晋；书非不法钟王也，而非复钟王。始于摹拟，终于变化。变者愈变，化者愈化，而所谓摹拟者愈工巧焉。"他将继承与创新，摹拟与变化的关系阐述得十分透彻，所以他能做到艺术创新既深植传统，又具个人风格，并合拍于时代潮流。当时他的成就与文、何齐名，有鼎足而三之誉。

《苏氏印略》4册，存印765方，辑成于万历四十五年（1617），较全面地反映了他一生的刻印成就，作品浑朴典雅，生涩苍莽，特具一种"放浪形骸之外"的恢宏气象。他在当时名声显赫，登门求印者甚众。名儒董其昌、陈继儒、孙克弘等用印皆出其手。

苏宣印风对后世影响深远，清代程邃、丁敬和邓石如等开宗立派的大家，均有其余绪可寻。

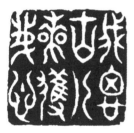

我思古人實獲我心

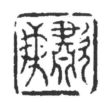

歠民

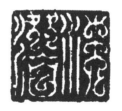

沈潛

放浪形骸之外

帝高陽之苗裔

流風回雪

蘇宣之印

屠隆

作個狂夫得了無

張灝私印

4. 汪关

汪关（约 1575—1631），原名东阳，字杲叔，安徽歙县人，久居苏州娄东（今江苏太仓）。万历甲寅（1614）在苏州得到"汉代'汪关'龟纽铜印一枚，为汉印中精品，欣喜无比，遂改名'关'，并问字于李流芳。李流芳根据老子与函谷关令尹喜的典故及《关尹子》一书名，为其取字'尹子'。汪关又颜其斋曰'宝印斋'，以示'景行前哲之意'"（韩天衡、张炜羽《中国篆刻流派创新史》）。

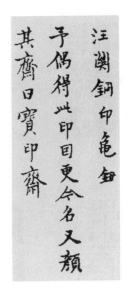

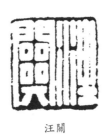

汪關

汪关情性恬憺冲和，李流芳称："贫而痴，萧然无累，似有道者。"由于他好佛悟禅，心净无浮，发之篆刻，则能静穆典雅，妍秀清湛。

汪關之印

秦德安印

他白文印取法汉铸，善用冲刀以表现平和清丽、洁润朴茂意趣。应该一提的是，汪关是一位极富创新精神的文人，他的白文印开创使用了一种"并笔"的刻法。"并笔"原系古旧铜印在历史恶劣环境中，锈蚀风化后产生的不规则笔画自然融断合并现象，汪关将这一现象进行强调，并有意识地使用入印，在保留文字笔画基本清晰可辨的前提下，重新分配安排笔画间的留朱线条，使印文的笔画产生似断若连的变化效果，艺术地避免了印作的笔画平行呆板和重复的感觉，使整个印面产生出灵动通透的视觉新效果。

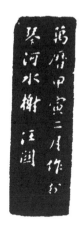

逍遥游

汪关的朱文印脱胎元人，章法停匀安详，用刀肯定无碍。圆润洁净的点画，饰以笔画交会处的过渡性留红（有人形象地称之为"焊接点"），使细朱文笔画更显得静穆典雅，圆转流美之中兼具凝重敦实之感。

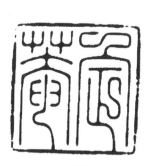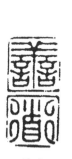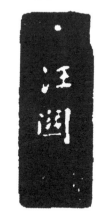

定菴　　　　凌必正印　　善道

另外，汪关致力与战国朱文小玺传承。他刻的小玺，如果掺杂于整饬的古玺之中，几乎莫辨真假。

东阳

汪杲叔

归文若

汪关的殳篆白文印不但精美绝伦，而且古朴浑穆，足具两汉殳篆古私印的风神，可说汉后无人能与之匹敌。

汪泓之印

李宜之印

汪关更具备刻制汉玉印、汉朱印、四灵印、朱白相间印等各种印式的本领，而且篆法精微，用刀稳健，笔画润挺，布局停匀，这种全方位的功力和能力是此前印人所鲜见的，难怪方去疾先生赞颂汪关"为明人追汉法的开创者"（方去疾《明清篆刻流派印谱》）。

董玄宰

张圣如

张炳樊印

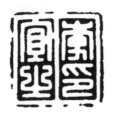

李宜之印

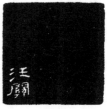

子孙非我有委蜕而已矣

周亮工把明代篆刻分为"猛利"和"和平"两派，他在《印人传》中指出："以猛利参者何雪渔，以和平参者汪尹子。"汪关一改当时崇尚的何震"猛利"之风，给印坛带来了既含蓄蕴藉又古朴平和的新风尚，属"和平"印风的代表。他与何震都善用同一刀法——冲刀，何震以冲刀表现猛利，汪关以冲刀表现和平，可资后学深究。近代陈巨来篆刻恐与汪氏有血脉渊源。

汪关著有《宝印斋印式》2卷，第一卷为藏印，计61方，第二卷为自刻印。

5. 朱简

朱简系安徽休宁人，居黄山，生卒年代史无明载（约1570—？），当与汪关同一时期，活动于明万历年间，字修能，号畸臣，后更名闻，是明代具有远见卓识的一位篆刻家和篆刻理论家。当时正是何震印风流行之际，朱简与汪关一样，极力摆脱其桎梏，上溯秦汉，奋辟蹊径。

朱简师事陈继儒，与当时多位名收藏家如项子京等交游，视野愈宽，见识益丰。朱简曾自述："予初援印，即不喜习俗师尚，尝从云间陈眉公先生游，得顾、项二氏家藏铜玉，印越楮上真谱四千余方，又于吴门沈从先、赵凡夫、睅城李长蘅，武林吴仲飞，海上潘士从，华亭施叔显，青溪曹仲父，东粤陈文叔，吾乡何叔臣、丁南羽诸家，得其所集，不下万余，用是涤心刮目，拓为《印品》一书。"（韩天衡《历代印学论文选》）

朱简与何震以印谋生不同，仅"游戏于印，而非计口腹于印"（明·邹迪光《朱修能印品叙》），这就使他可以不计市场铢锱好恶，而专注于表现自我的艺术创新，处于更为洒脱泰然的创作心态。他强调"以趣胜"的印作品位，他说："工人之印以法论，章字毕具，方入能品。文人之印以趣胜，天趣流动，超为上乘。"（《印经》）

朱简的"趣"，主要表现在"商周迄先秦"玺印之"天趣"，以及"刀意如笔意""刀笔结合"的碎切刀法之金石意趣。朱简的确做到了"文人之印以趣胜，天趣流动，超为上乘"。

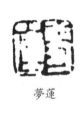

夢蓮

邗簡

修能

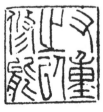

又重之以修能

陳繼儒印

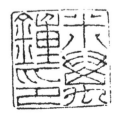

米萬鍾印

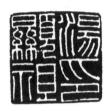

湯顯祖印

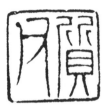

質父

擁書一室

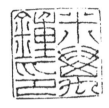

汪道昆印

　　朱简明确提出"刀法也者，所以传笔法也"（《印经》）的篆刻刀法宗旨。他独创的"碎切"刀法，用以表现笔意沉郁顿挫之变化和笔画古朴钝拙之质感。碎切刀法的产生，贻利于后世，为文人篆刻开掘出了一条崭新的康庄大道，并成为清代浙派特征之滥觞。

　　除了刀法外，朱简还提出了一枚印章之中所用字体不能混杂的观点，"以商、周字法入汉印晋章，如以汉、魏诗句入唐律，虽不妨取裁，亦要浑融无迹。以唐、元篆法入汉、晋印章，如以词曲句字入选诗，决不可也"（韩天衡《历代印学论文选》）。

　　朱简勇于、善于创新，并总结成印学理论，又勤于著书立说，是有明一代当之无愧的印学家。著有《印品》二集，上集系摹刻古玺，下集摹刻汉印，分体品次，示人楷式。其内容丰富，有玺印考证、篆法章法研讨、辨析真赝优劣和印作批评等，是一部有理论深度的印学著作。另著有《印章要论》《印经》，并编撰古玺文字工具书《印书》，还将自刻印作辑成《修能印谱》《菌阁藏印》等印集。

《中国篆刻流派创新史》总结道："明代流派篆刻上述杰出的五家中，文彭以纯正胜，何震以精能胜，苏宣以雄强胜，朱简以险峭胜，汪关以雅妍胜。他们领衔聚集着无数印人，为繁荣明代流派篆刻做出了不可磨灭的贡献。"

二、印学的形成

印学，是研讨玺印、篆刻艺术的一门学问。一般认为，自唐代起，印章由实用品逐渐变成艺术品，其后各代文人学士、书画艺术家浸淫其间，研究探讨阐发印章的历史、发展、传承和艺术取向及制作方法等，由此发展形成的一门新兴的学问——印学。

讨论印学当溯源至宋代的米芾，他是首个有记载的自篆自刻并对印章艺术有理论阐述的文人，故也被认为是印学家的始祖。元代的赵孟𫖯和吾丘衍分别对历代的印章进行整理摹辑，著成《印史》和《学古编》，对玺印篆刻进行了系统的阶段性理论总结，被认为是印学的发端。明清时期，印学随着篆刻艺术的繁荣得到极大发展，终于完善并成为一门新兴的美学学问，在汉文化圈内展示开来。

明代是印学充实形成的关键时代。

1. 理论和刀法

宋代米芾等开始有印章使用方式等零星的观点表述，元代赵孟𫖯《印史》、吾丘衍《三十五举》等著作则萌生为较系统的印学论述。

到明代，由于印材的革新，使文人参与渐众，印谱序跋等文章都涉及篆刻的审美批评与技法讨论，致使印学理论探究逐步深入，相关论文论著随之而生，所以明代是印学及篆刻理论确立并相对成熟的时期，并提出了篆刻用字、刀法等可操作的理论规范。

明代阐释印学理论的代表人物及著作有：

应在，字止善，句章（今浙江宁波南）人。工篆，著《篆法点画辩诀》，成书于元末明初时期。该书阐述篆楷字体的结构差别，指出小篆的正确书写方法，编成歌诀，易于记诵，当是篆刻的普及实用工具书。

徐官，字元懋，号榆庵，吴郡（今江苏苏州）人，活动于明代嘉靖、隆庆年间，隐居不仕，博学善医，精篆学。著《古今印史》，成书于1569年。明代学者、书画家邓锨称其"于医，能折衷近世名家之说，而补其所未及；于字学，古文、大小篆、隶书，能正其不同。"清·周玉麟《古今印史》跋："悉探本以正之，阐明大义，指示迷途。"

何震的《续学古编》明确提出了刻印的师法、字法和刀法的使用。

朱简著有《印品》《印章要论》《印经》，并编撰古玺文字工具书《印书》，独创"碎切"刀法。

周应愿，字公谨，江苏吴江人，于万历年间成书《印说》。《印说》"是明代最有影响的一部充满朴素美学见解的评述性质的著作"，首次从理论上将印章升华为一门的独立艺术，提出"文也，诗也，书也，画也，与印一也"的观点，并提出"篆之三害"，"刀之六害"（和何震《续学古编》十八举相同）等文字、刀法操作原则。后杨士修、赵宦光的《周公谨印说删》《篆学指南》便是《印说》的两个删节本。今人黄惇推崇《印说》为"明代印论的标帜"。

明代"自徐官于1569年著《古今印史》一书，有分量的印学著录即逾20部。其中朱简历14年，殚精竭虑，研究了一万多方古今印章，于1611年成《印品》一书，新都徐上达于1614年著成《印法参同》一书，浩册繁卷，达42卷，这些论著充分显示出明代印论家超人的才智和深邃的见地"（韩天衡、陈道义《点击中国篆刻》）。

2. 印谱

印谱是汇聚古代玺印印蜕和古今印人篆刻作品的专集。印谱本身记录着玺印发展历史的轨迹，又是集中系统欣赏玺印篆刻的专门书籍，更是学习篆刻艺术不可或缺的借鉴临摹范本。

印谱始于宋而兴于明。

历史上，由于印刷术不发达，明前汇集玺印的印谱均为或墨线手摹勾画或木版翻刻，原形尽失，神采形质意趣索然。明代有名家摹刻古玺印以集而为谱的，当然摹者功力技术参差不齐，且或多或少总会参以己意，故未能逼真复制出原古玺印之形神，总为憾事。

明隆庆六年（1572），松江（今上海）顾从德与安徽印人罗王常合作，以家藏和合并江浙收藏家收藏的秦汉玺印为基础，用古印原物蘸朱泥钤打成《顾氏集古印谱》共 20 部，此谱忠实地反映了古玺印的原始面目，开原拓印谱之先河，实实在在地有惠于印人，在江南文人中引起极大反响。

三年后（万历三年），这部印谱又改名《印薮》以枣梨木板仿刻刊印发行。后竟屡经翻刻，则画虎类犬，原意殆尽。然《印薮》由此而受众普及，印家几乎人手一部，掀起了明代印人的摹古热潮，以至"今夫学士大夫，读印便称摹秦汉印"（《印说》）。这便是明代篆刻史上有名的"仿汉热"，对明代及以后的印学发展影响极大。

明代印谱之品类有十余种之多。计有：①集古印为谱者，如郭宗昌的《松谈阁印史》；②摹古印为谱者，如程远的《古今印则》；③摹印人之印为谱者，如程朴的《忍草堂印选》；④自刻印谱，如汪关的《宝印斋印式》；⑤以一个时期的印作为谱者，如张灏集时人二十余家印成《学山堂印谱》等。（韩天衡、陈道义《点击中国篆刻》）

3. 印泥

篆刻作品刻制完成后，钤抑于纸必须要有合适的印泥。史料记载，古代抑印似用颜料或朱砂等调以水、蜜作为介质。从目前留存的古代书籍和书画作品上的印蜕来看，明以前印蜕显得单薄灰暗，蜕质不立体饱满，颜色不鲜艳醒目，未能精致入微地反映出原印作的点画质感和整体精神，更不能呈现出篆刻作者发之毫厘的刀法特征。可见，明前尚未摸索到印泥制作的合适材料和正确的方法。而"读明以来印谱，知印泥制作之精良，鲜红而不燥、不烂、不腻、不糊，始于明中后期。此前八代印章之不兴，实与未能寻找到合适的钤盖材料（如印泥初生期的制作欠佳等）有关。明人印谱多用朱砂……佳印匹配佳泥，诚壮士之得宝剑，英雄之得良驹也"。（韩天衡、陈道义《点击中国篆刻》）

制作精良的印泥钤抑出的印蜕，印色古朴鲜明，笔画厚重而有立体感，印作精神饱满，能神完气足、毫发毕现地显示出原作的形质与神采。所以明代能研究制作出性能优良的印泥，其性质和石质印材一样，是流派篆刻艺术发展的基础条件之一。

清代篆刻

清朝为打压反清势力，维护封建统治，屡兴"文字狱"以禁锢士大夫的思想。柳诒徵称："前代文人受祸之烈，殆未有若清代者。故雍乾以来，志节之士，荡然无存……稍一不慎，祸且不测。"

在压抑的大环境中，为避灾祸，文人学士转而沉湎于考据、训诂、金石等学术研究。医家则专注于古典医籍《黄帝内经》《伤寒论》《金匮要略》等的考证与注释工作。同时"温病"形成独立学说，叶桂《温热论》、薛雪《湿热条辨》、吴瑭《温病条辨》、王士雄《温热经纬》、柳宝诒《温热逢源》及雷丰之《时病论》等著作对温病学的发展均有很大贡献。而更多的文人则徘徊于文房，以金石书画来谴闷排抑。

清代中期，江南文人书画家纷纷投入篆刻领域，使文人篆刻队伍十分壮大。加之出土古器渐多，金石考古兴盛发达，周秦汉魏的璀璨文化营养渗透进了篆刻家的创作激情之中，催生了古意盎然又新意迭出的篆刻流派艺术的发展。

所谓篆刻的流派，一般是以印人的籍贯或活动地域来命名的，而并不以艺术风格来界别。清代产生了徽派、浙派及邓、赵、黄、吴等艺术流派，使印学艺术进入了争奇斗艳且欣欣向荣的繁盛时期。

清代的篆刻流派艺术是中国印学的一次伟大复兴，其历史成就超越千年，比之深厚博大的秦汉玺印，当有过之而无不及。

历史上把活动于扬州、南京一带的安徽籍印人程邃、巴慰祖等归之于徽派。在清代，"徽派""皖派""北派"实际上是一个概念。

形成晚于徽派，而与徽派同领清代印坛风骚的是浙派。乾隆后，活动于杭州一带的丁敬、蒋仁、黄易、奚冈等印人被称为"浙派"。徽、浙两大阵营构成清代前、中期印坛的大势。

相对而言，徽派是一个较为松散的流派，浙派则是一个风格较为稳定，且有一定延续性的流派。

其间还有稍晚于浙宗丁敬而与巴慰祖同年出生的安徽安庆的邓石如，特立独行自创邓派，艺术风格并行于徽浙，是后学必须重视的篆刻流派。

一、徽派

1. 程邃

程邃（1605—1691），字穆倩，号垢区、垢道人、江东布衣、青溪朽民、野全道者，安徽歙县人。程邃早年师从陈继儒，又从黄道周、杨公麟游，持节嫉恶，是一位有民族气节的艺术家。他擅金石，善书画，长诗文，意境甚高，自具风格，《印人传》有"黄山程穆倩邃以诗书画奔走天下"之句。程邃享年86岁，跨明清两代，在明38年，在清48年，居南京10多年，明亡移居扬州。

程邃当晚于朱简，他对当时印坛依靡文何的陈习陋规深恶痛疾。与程邃有同样见解的印友万寿琪指出："百年海内，悉宗文氏，嗣后何、苏盛行，后学依附，间有佳者，不能尽脱习气，转相仿效，以耳为目，恶趣日深，良可慨也。"周亮工称其"偶然作印乃力变文何旧习，世翕然称之"（《印人传·书程穆倩印章前》）。

程邃的篆刻既灵动活泼又古意盎然。白文印取法汉铸浑朴一路，朱文印打破前人陈旧戒律，运六书之学，以彝器古文为主，糅合小篆入印，成苍浑凝重一路，周亮工曾曰："复合款识录大小篆为一，以离奇错落行之，欲以推倒一世。"

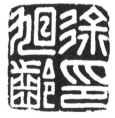

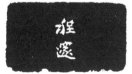

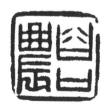

徐旭齡印　　　　　　　　　　　　　　　　　谷口農

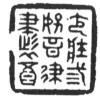

程邃之印　　　　　程邃　　　　少壯三好音律書酒

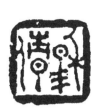

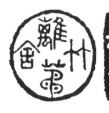

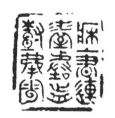

穆倩　　　　　　竹離茅舍　　　　床上書連屋階前樹拂雲

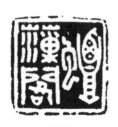
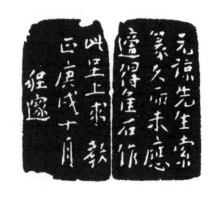

蝉藻阁

后浙人赵之琛深谙程氏古玺之道，着力"仿穆倩老人法"以发扬光大，后成为浙派朱文古玺印之经典印式。近代王褆更革新其意，涵泳成蕴藉渊雅的新浙印风，余绪绵绵，可见其影响。

由于程氏篆刻艺术达到了一个新的高峰，他的印风迥别前贤，又是安徽歙县人氏，后人尊其为何震之后"徽派"篆刻的领军人物。清代学者乔莱《归田集》有《吊程穆倩文》云："篆籀一技，尤迈群伦。二篆远宗，八体遥辑。熔铸浑脱，讵云掇拾。悠悠百年，矻然孤立。若文若何，不堪齿及。"

惜程邃印谱失传，赖同里程芝华在《古蜗篆居印述》中摹刻了他59方印作，虽非真迹，亦借以略存面目。我们现在在程邃流传的书画墨迹上尚能见到其所钤印蜕，想必系程邃自刻作品，唯此亦慰后人渴望。

沙孟海说："朱简、程邃等人蓄志变体，多方面采取资料，用来丰富自己作品的内容与形式，这一精神是符合时代要求的。"

程邃影响了当时和以后的许多印人，其中有"扬州八怪"中的印家，以及汪肇龙、巴慰祖、胡唐等安徽歙县印人，故程邃、汪肇龙、巴慰祖、胡唐世称"歙四家"，可惜他们印迹流传较少，影响不广，唯属徽派之列，现择巴、胡简介之。

2. 巴慰祖

巴慰祖（1744—1793），字予籍，一字子安，号晋唐、隽堂等，安徽歙县人，久居扬州，他晚于程邃近一个世纪。巴氏认为："印章之祖，秦汉，如寻山之昆仑，问水之星宿海也。"故师法秦汉，用心至诚，曾摹刻汉印集成《四香堂摹印》两卷。他追求雅逸平和，面貌多变，章法古朴严谨，碎刀生涩精微，即使残破也极具金石韵味。白文仿汉，朱文为圆朱和战国玺一路，原印遗存极少，且未见确切印谱传世。

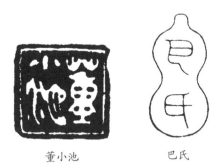

董小池　　　　巴氏

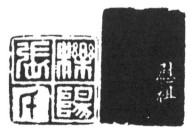

櫟陽張氏

東魯布衣

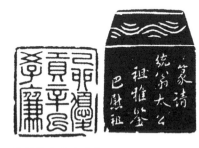

己卯優貢辛巳孝廉

乃不知有漢無論魏晉

"可喜的是近年我们发现了巴慰祖的真谱。这本真谱，原来就是1917年锌版影印曾风行一时的《董巴王胡会刻印谱》。谱分四册，标称是董洵、巴慰祖、王振声、胡唐四家交互镌刻的印章……等到我们发现此谱

原钤底本之后，才判定全谱是巴慰祖个人创作。"（沙孟海《印学史》）

3. 胡唐

　　胡唐（1759—1826），初名长庚，字子西，号瞵翁，别署城东居士，安徽歙县人（系巴慰祖的外甥）。胡唐篆刻远溯秦汉古玺，近亲巴氏，布局端庄，笔意入微，冲刀稳健流畅，属整饬精严一路。

胡唐私印

胡唐

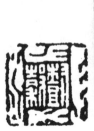

树毂

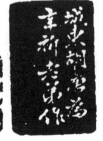

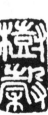

树毂

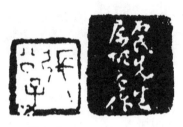

张公子

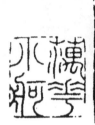

蒲花小舸

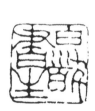 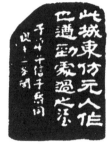 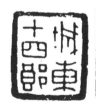 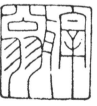

白髮書生　　　　　　　　　　城東十四郎　　　睟翁

翟屯建在《徽派篆刻》中称："世以巴慰祖、胡唐并称'巴胡'。用巴氏的印作同胡唐比较，巴慰祖的印风以工致挺秀为主，晚期受汉法影响，趋于古茂质朴。而胡唐的印风纯是工致一路，尤其朱文印以秦汉印章的工整端庄，收宋元印章的疏朗空灵，婉约清丽而不失遒劲。他的朱文印比程邃更为生动，比汪肇龙更为规整，比巴慰祖更为精丽。他在追求雅逸平和的审美意趣方面，始终不逾。完善了程邃的'古蔚'、汪肇龙的'古横'、巴慰祖的'古琢'。从这个意义上看，胡唐的确'能兼三子之长'。他彻底改变了朱文创作上或流于'邪僻'，或失于'纤弱'的毛病。"

二、浙派

（一）西泠前四家

1. 丁敬

丁敬（1695—1765），字敬身，号砚林、砚叟、钝丁、龙泓山人、砚林外史等，浙江钱塘（杭州）人，少贫，布衣。学识丰厚，富于收藏，精书法、诗文，金石考据之学深博。性耿介，"非性命之契，不能得其一字也"，"贵人求其刻印，辄吝不肯与"。"当局曾以'博学鸿词'荐，不应试。著有《武林金石录》《砚林诗集》《砚林印谱》。"（沙孟海《印学史》）

他在"曙峰书画"的印款说,"要在人品高,师法古,气韵自生矣",明确提出学养品格是文化艺术的灵魂的观点。蒋仁在"勤能补拙"印款上赞叹说:"近见丁征君手制印数钮,皆臻神妙,白文浑乎汉人,朱文间有宋元人笔意,品格如岭上白云,非胸藏万卷书不能得其畦径。"

丁氏篆刻高古清刚,直追秦汉,兼融六朝唐宋各家,在篆刻美学思想的孕融集成下,终归己用,成为印学史上第一位集大成者。他的印学宗旨在《论印绝句》里得到明白的表达:"古人篆刻思离群,舒卷浑同岭上云。看到六朝唐宋妙,何曾墨守汉家文。"其"思离群"的提法发人深省,具有深远的意义。师秦汉古玺,当"离"赝古不化之"群",法唐宋元明,当"离"俗习乖戾之"群",这种高瞻远瞩的傲人气势可谓前无古人。

清·汪启淑在《续印人传》卷二里赞叹曰:"留意铁书,古拗陗折,直追秦汉,于主臣、啸民外另树一帜。两浙久沿林鹤田派,钝丁力挽颓风,印灯续熖,实有功也。"其中"古拗陗折……力挽颓风"是对丁敬篆刻的确当之论。

他"离群"创新,更表现在破除对入印文字的学究戒律,他曾对此写过一首著名的绝句:《说文》篆刻自分驰,鬼琐纷纶衒所知。解得汉人成印处,当知吾语了无私。"丁敬认为,篆刻用字,只要符合六书基本规律,不必拘泥于《说文》规范以解放笔画,可对文字进行简化和美化处理以就印面按排之需。小学研究和篆刻艺术用字是两个不同学术范畴,不必诘拘固执。这一历史性创见使入印文字得到极大的解放,其印学意义非同寻常。

丁敬善于视印面笔画灵活应用多种刀法,而他最擅长于独特的"短切涩进",即后世称为"浙派"篆刻刀法,使印面笔画产生出逆锋鳞勒和沉郁顿挫的书法笔意,作品产生强烈的斑驳古拙之金石韵味,十分耐看。篆刻艺术"从丁敬起,刀法才真正走上为笔法、字法,为印风服务的大道"。(余正《浙派篆刻》)

丁敬入古出古,入群离群,沙孟海称其"篆刻兼收各时代的长处,规模大,沉浸久,孕育变化,气象万千"。作品古拗峭折、清刚高洁,篆法删繁就简、兼参隶意,章法古朴工稳、平正自然,刀法苍茫生涩、波

碨厚重，由此开创出独特"离群"的新印风——即清代中期辉煌夺目且
支脉绵延近两百年的浙派篆刻艺术。

陸飛起潛

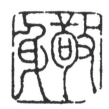

敬身

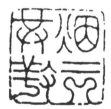

烟雲供養

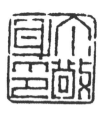

丁敬身印

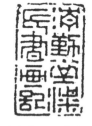

清勤堂梁氏書畫記

啟淑私印

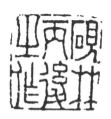

硯林丙后之作

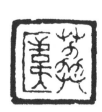

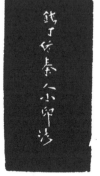

荔幃

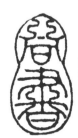

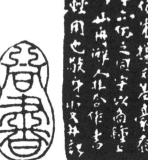

同書

兩湖三竺萬壑千巖

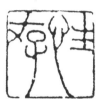

性存

丁敬单刀直入，以所谓的"倒丁"方法刻行书边款，即转动印石以就刀锋。陈豫钟在"希濂之印"边款中说得明白："制印署款，昉于文何，然如书丹勒碑。然至于砚林先生则不书而刻，结体古茂。闻其法，斜握其刀，使石旋转，以就锋之所向。"丁敬的印款意态跌宕，与印面线条风格一致，成浙派篆刻的另一个特征，影响后世大多印人。

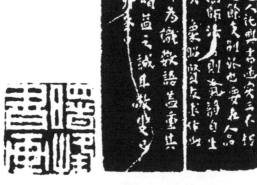

曙峰书畫

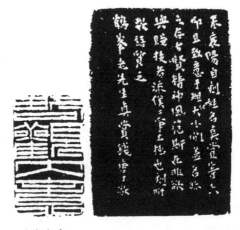

略观大意

丁敬以后，继有蒋仁、黄易、奚冈三家传承，世称"西泠前四家"。

2. 蒋仁

蒋仁（1743—1795），原名泰，字阶平，后从扬州平山堂得汉铜印

"蒋仁之印"而改是名，号山堂、吉罗居士、女床山民，浙江仁和（杭州）人。擅书法诗画，质雅隽，唯少作。精于篆刻，法汉承丁，苍劲古拙，沉着生涩，后人赞为"以古秀胜"。钱松说他："沉着不轻浮，不薄弱，不纤巧，朴实浑穆，端凝持重，是其要归也。"

他在"真水无香"印款上尊崇丁敬曰："叹砚林丁居士之印，犹浣花（杜甫）诗、昌黎（韩愈）笔，拔萃出群，不可思议。当其得意，超秦汉而上之，归（昌世）、李（流芳）、文（彭）、何（震）未足比拟。"

蒋氏在"长留天地间"印款中提出，篆刻前要有"胸有成竹"的设计思路："文与可画竹，胸有成竹，浓淡疏密，随手写去，自尔成局，其神理自足也。作印亦然，一印到手，意兴俱至，下笔立就，神韵皆妙，可入高人之目，方为能手。不然，直俗工耳。"可见蒋仁"胸有成竹"印稿在先，然后"意兴俱至，下笔立就"，则"神韵皆妙"的篆刻作品跃然于纸上了，与书法"意在笔先"同理。

蒋仁"少丁敬四十八岁，还及侍丁敬……印宗丁敬，苍劲简拙，自有创格。……足与丁敬相颉颃"（余正《浙派篆刻》）。

蒋仁生平少于世故，贫病孤寂，终生未仕，布衣而终。身后无子嗣，印作多散佚。《吉罗居士印谱》收录其26方印蜕。

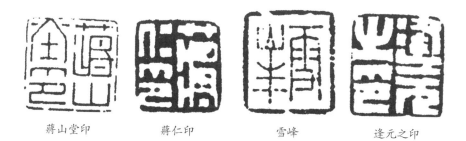

蒋山堂印　　　　蒋仁印　　　　雪峰　　　　逢元之印

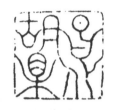

昌化胡鼎

雲林堂

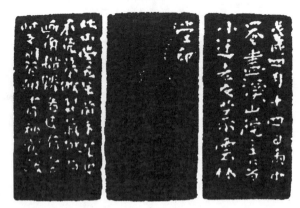

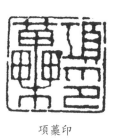

項藁印

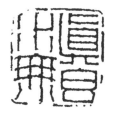

真水無香

摩三

邵志純字曰懷粹印信

妙香盦

3. 黄易

黄易（1744—1802），字大易，号小松，又号秋庵、秋景庵主、散花滩人等，浙江仁和（杭州）人。精于篆隶，家学诗词，谙熟金石考据之学。弱冠即得丁敬亲炙，篆刻上溯秦汉，近取丁敬。作品淳古浑穆，遒逸儒秀。后人认为他的印风进一步完备了浙派篆刻的特有气韵。

黄氏善于利用印款阐发篆刻真谛，如："汉印有隶意，故气韵生动"（"得自在禅"款）、"作篆宜瘦劲，正不必尽用秦人刻符摹印法也"（"梧桐乡人"款）、"不师古，不袭人，我行我法，画家没骨体，庶几近之"（"琴书诗画巢"款）等，发前人所未发，泽被后来印家。

清·阮元在《小沧浪笔谈》中赞颂小松："又谓'小心落墨，大胆奏刀'，二语可为刻印三昧。"同时代的奚冈尊崇其曰："友人黄九小松，丁敬后一人。"稍晚的陈秋堂也叹说："余素服小松先生篆刻，于丁居士外更觉超迈。"老师丁敬亦对其赏识有加，《光绪杭州府志拟稿》有"钝丁尝见其少作，喜曰：他日传龙泓而起者，小松也"的记载。

黄易深究金石之学，著有《小蓬莱阁金石文字》《小蓬莱阁金石录》

《嵩洛访碑日记》《十二访碑图》等，沉厚的金石文字底蕴对他的篆刻艺术成就起到了决定性的支撑作用。他还有《小蓬莱阁集》和《秋景庵印谱》等述著行世。

師竹齋

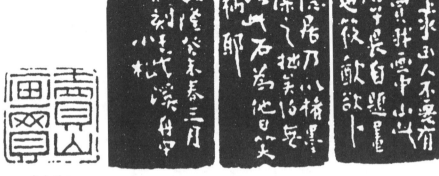

賣畫買山

乙酉解元

千石公侯壽貴

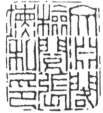

文淵閣檢閱張塤私印

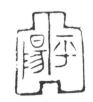

平陽

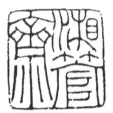

湘管齋

雪瓢老人

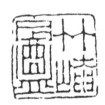

竹崦盦

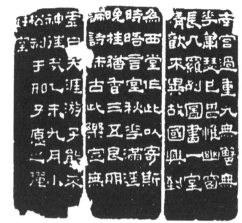

陳氏晤言室珍藏書畫

4. 奚冈

奚冈（1746—1803），原名钢，字铁生，一字纯章，号萝龛、鹤渚生、蒙泉外史、蒙道士、散木居士等，安徽歙县人，移居浙江钱塘。奚冈情性豪迈侠义，急难济人，工诗词书法，尤擅山水花卉绘画。篆刻宗秦汉，师法丁敬，风格逸秀疏雅，清和隽永，浑穆中现通透，婉约处藏稚拙，后人评述为"奚铁生以淡雅胜"。

他对秦汉印有自我的理解："近世论印，动辄秦汉，而不知秦汉印刻浑朴严整之外，特用强屈传神。今俗工咸趋腐媚一派，以为仿古，可笑！"（"汪氏书印"款）"印至宋元，日趋妍巧，风斯下矣。汉印无不朴媚，气浑神和，今人实不能学也。"（"铁香邱学敏印"款）。一款贬"腐媚"，一款尚"朴媚"，"腐""朴"仅一字之差，雅俗观迥异。

奚冈书画刻印相通，善把书画之道融入篆刻，他自悟："印泥、画沙，鲁公书法也。铁生用以刻石，一洗宋元轻媚气象。"（"百纯人"款）"作汉印宜笔往而圆，神存而方，当以《李翕》《张迁》等碑参之。"（"金石癖"款）"仿汉印当以严整中出其谲宕，以纯朴处追其茂古，方称合作。"（"寿君"款）"久不作印，棘横腕间，每一画石，便多死蚓，参以《受禅》隶法，庶几与古人气机不相径庭矣。"（"梁玉绳"款）

　　奚冈以楷、行、隶各体刻款，尤以行书字款流畅舒卷，洋洋洒脱，极富笔情墨趣。

　　奚冈著有《冬花庵烬余稿》《蒙泉外史印谱》等。

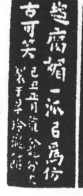

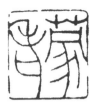

蒙老

汪氏書印

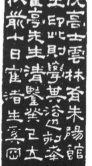

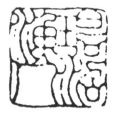

碧沼漁人

秋聲館主

山舟

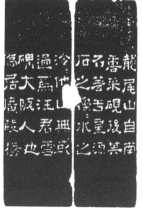

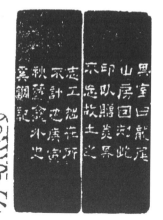

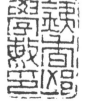

龍尾山房

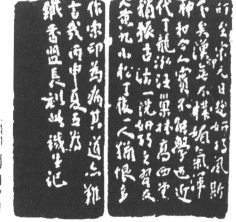

鐵香邱學敏印

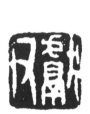

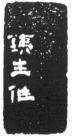

獻父

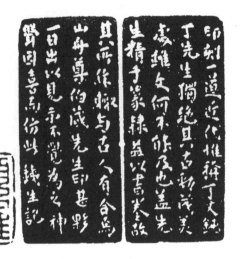

频罗菴主

昔凡

丁敬开宗立派，蒋仁、黄易、奚冈三人追随钝丁各持一偶加以发扬光大，将浙派印风推向成熟，均为浙派篆刻功臣，唯造诣总在丁敬翼荫之下。他们纵横康、雍、乾、嘉四朝印坛，后人称之为"西泠前四家"。

（二）西泠后四家

1. 陈豫钟

陈豫钟（1762—1806），字浚仪，号秋堂，浙江钱塘人，乾隆廪生。陈豫钟家学渊源，富收藏，精鉴别，工书画，善摹钟鼎彝器款识，金石文字造诣深厚。其篆刻启蒙于尊祖，私淑丁敬，请益黄易。印作严谨纯朴，精能典雅，富有书卷气。

他在"赵辑宁印""素门"连珠印印款中说："书法以险绝为上乘，制印亦然。要必既得平正者，方可趋之。盖以正平守法，险绝取势，法既熟，自能错综变化而险绝矣。予近日解得此旨，具眼人当不谬予言也。"后在"家在吴山东畔"印款中说："年来作印无它妙处，惟能信手而成，无一毫做造而已。若其浑脱变化，姑以俟诸异日。"奈陈氏未假天日，45

岁而逝，令人遗憾。

陈豫钟所作边款精严宽博，有晋唐遗风。长篇印款更是布局缜密，行气通贯，笔笔精到，字字绰约。对此，他自己亦颇感自负："盖余作款字都无师承，全以腕为主，十年之后，才能累千百字为之而不以为苦。或以为似丁居士，或以为似蒋山堂，余皆不以为然。""余少乏师承，用'书字法'意造一二字，久之腕渐熟，虽多也稳妥，索篆者必兼索之。为能别开一径，铁生词丈尤称之。因述用刀之异，非敢于丁先生较优劣也。"黄易对他的印款也"则为首肯者再"，赞誉有加。时人索印往往要求多字边款，"索篆者必兼索之"，认为其边款远胜印面。"相对文彭边款的多肉，即笔多于刀，何震、丁敬的多骨，即刀多于笔，他的款字则刀笔结合，金石气息浓厚。再加上章法的缜密、结字的精到，使他的边款从技法到整体形式美感都有了新的突破。他在边款上的成就，不愧被称为典型垂范，开启后来的一代高手。"（余正《浙派篆刻》）

陈豫钟有《求是斋集》《古今画人传》及《求是斋印谱》等著述传世。

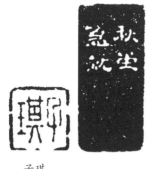

子琪

幾生修得到梅花

文章有神交有道

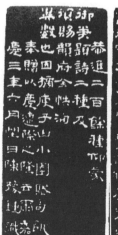

家承赐書

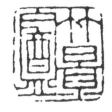

竹景盦

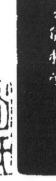
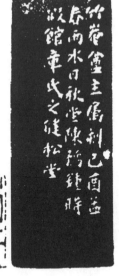

趙氏晉齋

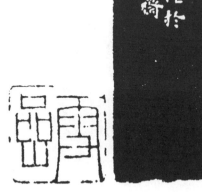

雪盟

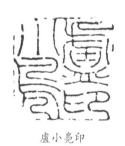

盧小鳬印

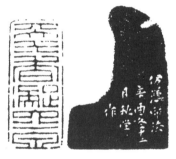

天水香凝六一泉

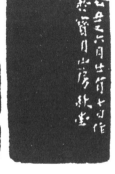

水邊籬落

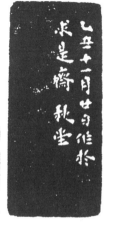

锷綠花見日生

2. 陈鸿寿

陈鸿寿（1768—1822），字子恭，号曼生、种榆道人、胥溪渔隐、夹榖亭长等，浙江钱塘人。嘉庆拔贡，历典江苏赣榆、溧阳，官至淮安府海防同知。陈鸿寿性格豪放，多才多艺，古文底蕴深厚，善作四体书，尤擅隶书，用笔方折，结体奇崛，气息洒脱，遒劲恣肆。

其篆刻沉酣秦汉，取法丁敬及西泠先贤，印作强调天趣。浙派刀法经曼生波磔涩进的强调，增添了一种披坚执锐的气盖，浙派印风因此更具英姿勃发、苍茫阳刚的做派。他自己说："诗文书画不必十分到家，乃时见天趣。""古人不我欺，我用我法，何必急索解人。"（"南芗书画"款）"书画虽小技，神而明之，可以养身，可以悟道，与禅机相通。宋以来如赵如文如董皆不愧正法眼藏。余性耽书画,虽无能与古人为徒,而用刀积久,颇有会于禅理,知昔贤不我欺也。"("书画禅"款)

曼生小陈豫钟六岁,与陈豫钟齐名,世称"二陈"。陈豫钟赞他:"篆刻余虽与之同能,其一种英迈之气,余所不及。"

清一代文宗阮元十分激赏曼生的才情,在《定香亭笔谈》中曾说:"秋堂专宗丁龙泓,兼及秦汉;曼生则专宗秦汉,旁及龙泓,皆不苟作者也。"周三燮在《种榆仙馆印谱》题词中叹曰:"丁黄近取材,诸法皆略备。龙泓善用钝,曼生间用利;小松善用浑,曼生间用锐;秋堂善用正,曼生间用戏。婷有三家长,不受三家蔽。……人生一艺精,即属性情寄。磊砢英多才,确乎见胸次。"

"他好学颖悟又放旷自任,于文艺既有根底又不愿受羁绊,率性自然。为文,'能随相国轻车往返,走檄飞章,百函立就';作诗,不屑苦吟,'字句不求细微而标致极高';书画,意兴所至,笔走龙蛇,意境远胜常人。引为篆刻,纵横驰骋,游刃有余,巍然成为浙派中坚。"(余正《浙派篆刻》)

陈鸿寿著有《桑连理馆诗集》《种榆仙馆印谱》等行世。

陈氏多才多艺,才思横溢,在溧阳任上,公暇与阳羡制壶名家杨彭年善,仿古器创制出十八种形制古秀、构思新颖的紫砂壶型,并亲自题写铭文镌刻于壶身,使实用的紫砂茶壶升格为文人追捧的文房艺术珍玩,世称"曼生壶",对紫砂壶的振兴发展做出了极大的贡献。这种有曼生亲制款铭的茶壶,至今已被视之如拱璧,希之为珍宝。

文述　　　　　元梅私印　　　　　延年

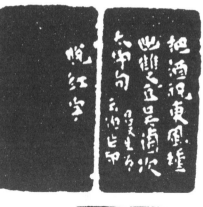

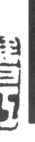

雙紅豆齋

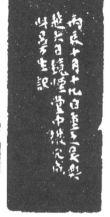

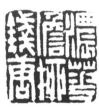

錢塘金氏誦清祕玩

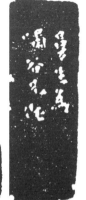

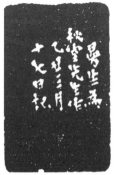

濃花澹柳錢塘　　　　　　　　　　孫桐

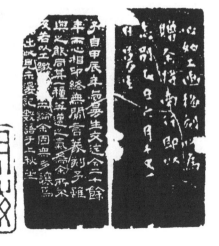

问梅消息

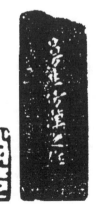

赵之琛印

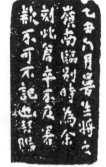

小檀栾室

學以镏氏七略为宗

3. 赵之琛

赵之琛（1781—1852），字次闲，一字献甫，别署宝月山人、补罗迦室、南屏隐君等，浙江钱塘人，好佛布衣，以书画篆刻自娱自足。其祖与丁敬，父与陈豫钟均情深谊厚，次闲幼承家学，及长即拜投陈豫钟门下。赵之琛书画诗文并工，且精于金石文字考据之学，阮元《积古斋钟鼎彝器款识》一书铭文大多出自赵手。

赵篆刻师陈豫钟，深得其法而不囿。刀法笔意亲近曼生，博采先辈之长而融会贯通。作品古穆朴拙，雅峭绰约，自立门庭于浙派群雄之中，尤其以精熟的碎切、冲切刀法，于汉凿印印式中走出一条最富个性的新路，丰富了浙派印风。郭麟在《补罗迦室印谱》序中曾说："赵君次闲，秋堂之高弟，乃喜用曼生法。……秋堂贵绵密，谨于法度。曼生跌宕自喜，然未尝度越矩矱。……次闲既服习师说，而笔意于曼生为近，天机所到，逸趣横生，故能通两家之驿，而兼有其美。"

次闲单刀刻款瘦硬刚劲，似斜反正，既具书卷气息，又富金石趣味，十分精美。

赵氏精进勤奋，一生刻印数以万计，直至七十终老仍刀耕不辍，是西泠诸家中作品流传最多的一位。他的印风清刚峭锐，遒逸隽永，后学印人纷纷奉为入浙畦径，终使浙派印风一灯长续，生机勃勃，余绪直至今朝。至于诟病他"燕尾鹤膝""弊病生焉""习气末流"等，则当咎于应酬索刻者众多而时有面貌相近的作品使然，是以偏概全、不算公允的评论。毕竟印学史上又有几人能刻出既古穆朴拙，又雅峭绰约，既铄古传统，又铸今新意，既具金石气，又含书卷气的印作来？

余正说得非常中肯透彻："赵次闲是清代中后期一位成就卓著的篆刻家，在继承浙派印风优秀传统的基础上，对汉凿印风的开拓有独到的成就。西泠八家位列第七，是浙派承前启后的重要人物。""除了向他的人品与艺术学习外，他的艺术之路，可能还给我们后人留下这么一些反思：只注重形式技巧的精熟，必然会导致程式化的发生。炉火纯青，不光是

（左侧书名）玺印篆刻析赏

指纯熟完美的技巧，'炉'是艺术创作思想，是境界。优秀的传统艺术，如果仅仅迎合时代风尚，经典不可避免地会走向世俗化，可能会付出痛苦的代价。艺术一旦商品化，当事人谁都不容易把握分寸。"（《浙派篆刻》）

赵之琛著有《补罗迦室诗集》，辑有《补罗迦室印谱》。

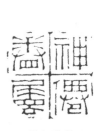

赵之琛　　　　　　　　無夢盦主　　　　　　　　神仙眷属

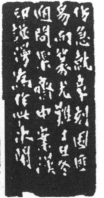
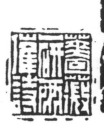
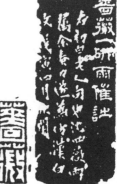

漢瓦當硯齋　　　　　　　　薔薇一研雨催诗

118

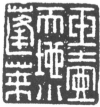

玉壺天地小蓬萊　　　紫薇花館翰墨　　　字聖泉號友梅

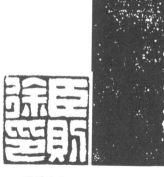
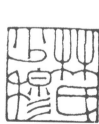
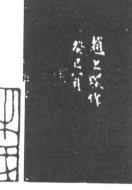

臣則徐印　　　　　　　　　林氏少穆

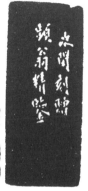
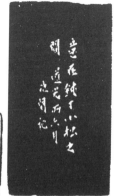

長樂無極老復丁　　　　文字飲金石癖翰墨緣

119

4. 钱松

钱松（1818—1860），原名松如，字叔盖，号耐青、铁庐、老盖、云和山人、增峰居士、西廓外史等，别署曼花庵、未虚室，浙江钱塘人，布衣终生，传为钱武肃王后裔。咸丰十年（1860），太平军袭破杭州，钱松阖门自殉。

钱松幼承家学，善画精书，山水气象氤氲，篆隶遒劲雄强。篆刻在师法丁敬、蒋仁、陈豫钟等西泠前贤的同时，孜孜矻矻手摹汉印二千余钮，以博大精深的秦汉印为根基，他自己和好友对此都有记载："得汉印谱二卷，尽日鉴赏，信手奏刀，笔笔是汉。"（"范禾私印"款）"国朝篆刻，如黄秋庵之浑厚，蒋山堂之沉着，奚蒙泉之冲淡，陈秋堂之纤秾，陈曼生天真自然，丁钝丁清奇高古，悉臻其妙。予则直沿其原委秦汉，精赏者以为何如。"（"米山人"款）其友杨见山在《钱君叔盖逸事》说："予诣叔盖，见汪氏《汉铜印丛》六册，铅黄凌乱。予曰何至是，叔盖叹曰：此我师也，我自幼初学篆刻即逐印模仿，年复一年，不自觉模仿几周矣。"可见其沉酣汉印之深。

其在刀法上不囿于浙刀习俗，认为"篆刻有为切刀，有为冲刀，其法种种，予则未得，但以笔事之，当不是门外汉"（"蠡舟借观"款）。独创既切既削、以刀为笔的新法，丰富了浙派刀法的表现力。

钱松的篆刻整体立意远高，不蔪蔪拘拘于技术层面，这是其人品学养的体现，也是艺术创新的不二法门。他曾自言："坡老云：'天真烂漫是我师'，予于篆刻得之矣。"（"集虚斋印"款）

扎实的传统、水到渠成的刀法、"天真烂漫"的追求、高远的气度，终入"信手奏刀，笔笔是汉"之化境，其雄浑淳朴、苍莽率真的印作，给暮霭沉沉的浙派篆刻带来了"天真烂漫"的一腔新风。赵之琛见其作品，也发出"此丁、黄后一人，前明文、何诸家不及也"的赞叹！

值得一提的是，钱松的一种圆笔白文印一反浙派方折碎涩印风，点画圆转，用刀含蓄，拙朴浑厚，其意深远。后篆刻大家吴昌硕参透其玄机，引入石鼓瓦甓笔意，发展成乱头粗服、苍莽雄浑的印风，一举擎起西泠新浙领袖的凛烈大纛，由此开辟出海派篆刻的康庄大道，这是钱松自己绝不曾想到的印学历史功勋。

所以，钱松可谓是西泠八家中名副其实且有特殊功绩的殿后之军。

后人编辑其谱，大致有《铁庐印谱》《未虚室印谱》《钱叔盖胡鼻山两家刻印》等。

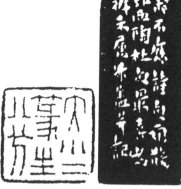

大小二篆生八分

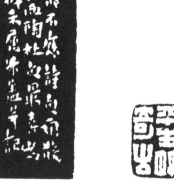

老夫平生好奇古

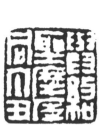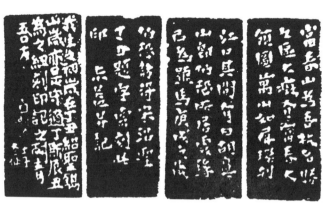

與紹聖摩厓同丁丑

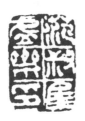

范叔集虛齋印

千石公侯壽貴

湛盧藏書記

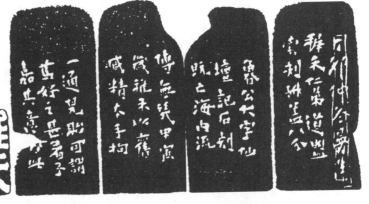

稚禾手摹

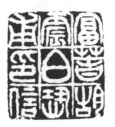

富春胡震伯恐甫印信

燕園主人詩詞歌賦之章

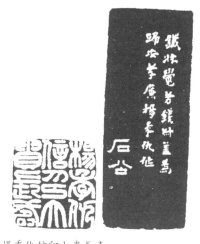

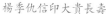

楊季仇信印大貴長壽

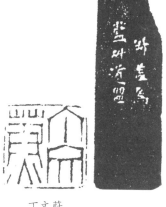

丁文蔚

三、邓派

1. 邓石如

邓石如（1743—1805），名琰，避嘉庆帝颙琰讳，以石如字行，改字顽伯，号完白山人、古浣、古浣子、游笈道人、凤水渔长、龙山樵长等，别署铁研山房。邓氏为安徽怀宁（今属安徽安庆）人，家境清贫，祖、父均博学多才，其幼承家学，性格耿介，淡泊功名，以"山人"自居。好诗文，善书法，精篆刻。

邓石如早年游学天下，"吸彼万峰奇，以助十指力"，自谓"我以山川浩然之气融于笔端腕底"。又客居江宁，闭门息缘八年，勤读万卷书，纵览金石碑版，朝夕临习，寒暑不辍，融会贯通而终成大家。

邓氏于书法下功最勤，为清中期四体书俱佳的书法家，同籍书家、户部尚书曹文埴称他"四体书皆国朝第一"；东阁大学士、书法家刘镛，内阁中书、刑部郎中陆锡熊等称其书"千数百年无此作矣"；康有为评其

"完白山人未出，天下以秦分为不可作之书，自非好古之士，鲜或能之。完白既出以后，三尺竖僮，仅解操笔，皆能为篆"（《广艺舟双楫·说分篇》）。

邓氏后于丁敬四十多年，与蒋仁同岁，在浙派印风疾劲之际，他夐夐独造，首创"以书入印"理念，强调笔势动静相合、以动为主，开创出崭新的邓派篆刻。

清代桐城方朔《为陶叔渊广文题完白山人四体书》曰："吾乡完白山人四体书，皆高古绝伦。若如包慎伯大令九论书言之，则神品一人，惟以山人篆隶置之；妙品上一人，惟以山人分书及真书置之；能品上八人，以山人草书置之；逸品上十四人，以山人行书置之。则诚如曹文敏公所定国朝第一，诚第一也。"（《枕经堂文抄》）

康有为也极为佩服邓氏书法，在《广艺舟双楫》中赞邓说："所见博，所临多，熟古今之体变，通源流之分合。尽得于目，尽存于心，尽应于手。如蜂采花，酝酿久之，变化纵横，自有成效。""完白得力处在以隶笔为篆，吾尝谓篆法之有邓石如，犹儒家之有孟子，禅家之有大鉴禅师，皆直指本心，使人自证自悟，皆具广大神力功德以为教化主，天下有识者，当自知之也。"

而邓石如自己也在《完白山人篆书双钩记》中自白："余初以少温（李阳冰）为归，久则审其利病。于是以《国山》石刻、《天发神谶》文、《三公山碑》作其气，《开毋石阙》致其朴，《之罘》二十八字端其神，《石鼓文》以畅其致，彝器款识以尽其变，汉人碑额以博其体，举秦汉之际残碑断碣靡不悉究。闭户数年不敢是也。"

沙孟海先生指出："邓石如的篆书，比他的隶、楷、行、草都来得好。自从邓石如一出，把过去几百年中的作篆方法完全推翻，另用一种凝练舒畅之笔写之，蔚然自成一家面目。"（《近三百年的书学》）

这些评论，说明邓氏的篆刻创新实源于学养及书法底蕴的支撑，"印从书出"不但改变了历来印家只用古玺文、汉缪篆和斯冰小篆刻印的惯例，邓氏用有自我个性、自我用笔的书法来安排印面，更改变了历来篆刻一味仿古的陈旧窠臼。创造出既刚健婀娜，又苍劲拙朴，富于人情味，又极富笔墨情趣的崭新篆刻印风，正如其自刻"乱插繁枝向晴昊"印的自署款："两峰子画梅，琼瑶璀灿；古浣子摹篆，刚健婀娜。"他主张点画融贯，方形圆转，说："求规之所以为圆，与方之所以为矩遮以摹之。"在章法上则强调疏密对比的强烈，"字划疏处可使走马，密处不使透风，常计白以当黑，奇趣乃出"。邓氏将心中的书法美直接演绎成印法美，他以石作纸，奏刀如笔，神完气足，随心所欲地书刻出自己心中的美，从而在皖、浙大潮中开劈出了一片属于自己的文人篆刻新天地。

清·魏锡曾在《吴让之印谱》跋中说："若完白书从印入，印从书出，其在皖宗为奇品、为别帜……""完白书从印入，撝叔语其云：字画疏处可走马，密处不可通风，即印林无等等咒。"把邓氏刀笔并重的篆刻美学思想，称为"教化主""奇品""别帜""无等等咒"等均为准当的论断。

诚如道家之言：授人以鱼不若授之以渔。"印从书出"之"渔"，改变了后来的文人篆刻史，其后的晚清徐三庚、赵之谦、黄士陵、吴昌硕，以及当代的齐白石等大家，无不惠受其"渔"，从而蹊径独辟，开宗立派。由此，邓氏的书法篆刻思想，强有力地推动了文人篆刻的发展，其在印学历史上的功绩是不可磨灭和无人可及的。

邓石如著有《完白山人篆刻偶存》等。

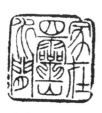 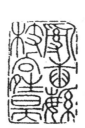 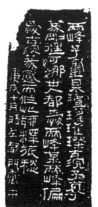

家在四灵山水間　　　　亂插繁枝向晴昊

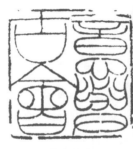

意与古会

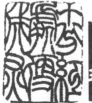

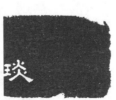

十分红处便成灰

筆歌墨舞

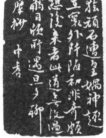

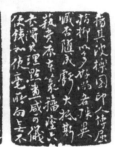

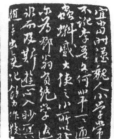

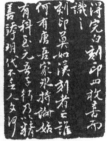

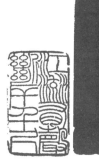

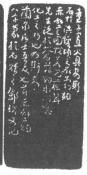
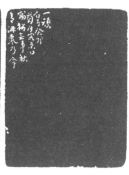

江流有聲斷岸千尺

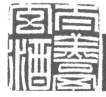

太羹玄酒

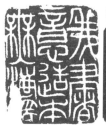

我書意造本無法

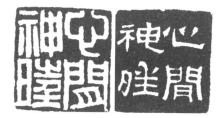

心閒神睦

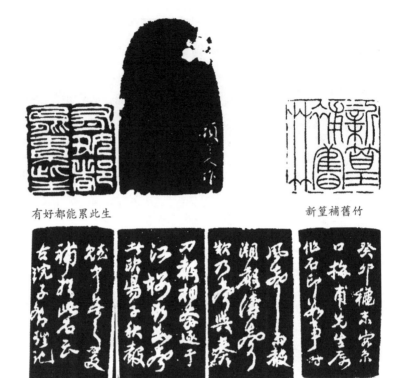

有好都能累此生　　　　　　　　　　　　　新篁補舊竹

2. 吴让之

吴让之（1799—1870），原名廷飏，字熙载，避清穆宗载淳讳，改字让之，别署让翁，后改"让"为"攘"，亦号攘之、攘翁，号晚学居士、晚学翁、方竹丈人等，江苏扬州府仪征县（现仪征市）人。

吴让之曾中秀才，后拔贡生，为包世臣门生，邓石如再传弟子，善四体书，作写意花卉。其篆刻初入汉后承邓，自述："让之弱龄好弄喜刻印章。十五岁乃见汉人作，悉心摹仿十年。凡拟近代名工，亦务求肖乃已。又五年，始见完白山人作，尽弃其学而学之。"吴让之学艺诚实，虚怀若谷，终生考究，晚年亲手钤制印稿，仍逐一自评，不满意者十之八九，足见律己之严。他在《赵撝叔印谱》序中指出"窃意刻印以老实为正，让头舒足为多事"。

吴让之印风系邓门嫡传，但他去尽邓印的生涩粗疏，并将邓式印风推向成熟和极致，真正做到了书印合一。吴印"轻松澹荡"（沙孟海语）的新境界，更是邓氏也不曾有过的。

吴氏篆刻用汉篆，遒劲清健，婉转流美，方圆相参，舒展修长。既富刀情，又蕴笔意，点画有轻重、顿挫、疾涩、藏露之变化，具生命跃动感，人称为印中的"吴带当风"。其白文印则进一步强调了邓氏横画略粗、竖笔稍细的特征，形成活泼流畅、沉着敦睦，对比分明、稳定协调的吴氏特有印风，将邓派篆刻艺术推到了一个新高度。

西泠丁辅之有诗曰："圆朱入印始赵宋，怀宁布衣人所师。一灯不灭传薪火，赖有扬州吴让之。"吴昌硕在《吴让之印存》跋中说："让翁书画下笔谨严，风韵之古隽者不可度，盖有守而不泥其迹，能自放而不逾其矩。论其治印亦复如是。让翁平生固服膺完白，而于秦汉玺印探讨极深，故刀法圆转，无纤曼之习，气象骏迈，质而不滞。余尝语人：学完白不若取径于让翁，职是故也。"如吴昌硕所说，后起的钱松、赵之谦、黄牧甫包括吴昌硕自己等无不受其影响。

吴让之著有《通鉴地理今释稿》，辑有《吴让之自评印稿》《吴让之印存》。近年西泠印社印有《四知堂珍藏吴让之印存孤本》，系吴氏亲钤的自存印蜕，其中有让翁自评印作的按语，更有印章刻好后的初钤印蜕和修改定稿后复钤之对比稿。本集为原钤本直接照排印刷，故作品笔画清晰，刀口生辣，澄沏高远，为从来所未见，十分珍贵。

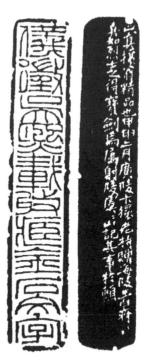

儀徵吳熙載收藏金石文字

129

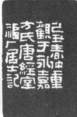 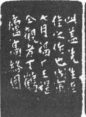 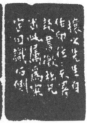

吴熙载印　　　　攘之

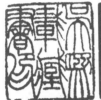 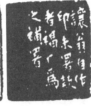 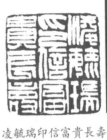 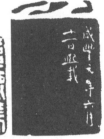

吴熙载藏书印　　　　　　　凌毓瑞印信富贵长寿

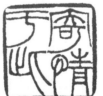 

寄情于此　　　　　陈宝晋印

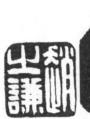 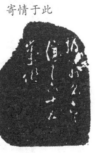 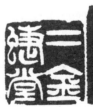 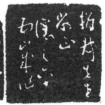

赵之谦　　　　　　　　　二金蝶堂

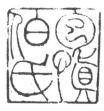

包慎伯氏

世臣之印

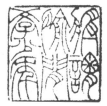

將謂愉閒學少年

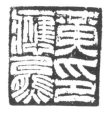

黃應熊印

四、晚清三家

晚清，继徽、浙两派和邓石如后登上印坛高位的有赵之谦、吴昌硕、黄士陵等三人。

1. 赵之谦

赵之谦（1829—1884），浙江会稽（绍兴）人，字益甫，号悲庵、无闷、冷君、铁三、梅庵等，斋名二金蝶堂、苦兼室等。赵之谦为咸丰己未年（1859）举人，先后委鄱阳、奉新、南城等县知县，耿直清正。其学蕴深厚，天分极高，诗、书、画、印无一不精，于诗坛、书坛、画坛、印坛各领风骚，对篆刻贡献最大，系晚清杰出的书画篆刻家。

赵之谦善四体书，创行书笔法入魏。篆书用邓法，融三代吉金意，参以隶魏。篆刻则遍涉浙、徽、邓，于古玺、秦汉、宋元下力尤深。他在《苦兼室论印》说："刻印以汉为大宗，胸有数百颗汉印，则动手自远凡俗。然后随功力所至，触类旁通，上追钟鼎法物，下及碑额、造像，迄于山川花鸟，一时一事，觉无非印中旨趣，乃为妙悟……印以内为规矩，印以外为巧。规矩之用熟，则巧生焉。"当时，金石学盛极一时，资料既多，获取又便，他努力开拓"印外求印"创作模式，外师造化，中得心源，世间一切真善美皆可化为"印中旨趣"。

赵之谦于篆刻可谓殚精竭智，尝称："生平艺事皆天分高于人力，惟治印则天五人五，无间然。”“三十年前后，自觉书画篆刻尚无是处。壬戌以后，一心开辟道路，打开新局”（《致秦勉锄书》）。他天才地借假所见一切金石文字资料（六国泉币、秦诏版、权量、汉金文、镜洗铭文、砖瓦碑刻、封泥和《石鼓》《龙门》《天发神谶》《开母石阙》《祀三公山》《国山》等碑文），前无古人地熔冶入印，其笔法、字法、章法不断推陈出新，使印作构思新颖，风貌众多，苍秀雄浑，蕴有强烈的金石古趣。赵氏强调：“独立者贵，天地极大，多人说总尽，独立难索难求。”他在所刻“松江沈树镛考藏印记”的白文印边款中明确表示：“取法在秦诏汉灯之间，为六百年来抚印家立一门户。”更有多枚印款道明其创作取向，“生向指《天发神谶碑》，问摹印家能夺胎者几人”（“朱志复字子泽印信”款）；“从六国币求汉印，所谓取法乎上，仅得乎中也”（“赵撝叔”款）；“赵撝叔丙寅年作，取法秦诏版”（“镜山所得金石”款）；“抚汉竟铭为均初作”（“沈氏吉金乐石”款）；“类小松摹古泉文”（“撝叔”款）；“悲庵儗汉碑额”（“赵”款）；“法《鄐君开褒余道碑》为均初刻”（“灵寿华馆”款）；“儗石古文”（“沈树镛印”款）；“悲盦儗秦权作”（“彦誦”款）；“法《三公山碑》为稼孙作”（“魏”款）；“颇似吴纪功碑”（“丁文蔚”款）等。

赵的同道胡澍在《赵撝叔印谱》序中称：“吾友会稽赵撝叔同年，生有异禀，博学多能，自其儿时，即善刻印。初遵龙泓，既学完白，后乃合徽浙两派，力追秦汉。渐益贯通，钟鼎碑碣、铸镜造像、篆隶真行、文辞骚赋，莫不能触处洞然，奔卦腕底……故其摹铸凿也，比诸三代彝器、两汉碑碣，雄奇噩厚，两美必合。规仿阳识，则汉氏壶洗、各碑题额、瓦当砖记、泉文镜铭，回翔纵恣，惟变所适，要皆自具面目，绝去依傍。更推其法，以为题款，直与南北朝摩崖造像同臻奇妙，斯艺至此，敻乎神已。”

他匠心独具，引用汉石画像、六朝造像文字、唐楷和阳刻款文等形式来刻边款，开拓出篆刻边款的一派新天地。在边款的内容上也创造性地集议、叙、诗、铭等多种文体，极大丰富了边款内容与形式，使印章边款的附庸从属身份升华到相对独立，且具有显著表现力和不可或缺的篆刻组成部分。

赵之谦在篆刻艺术上的造诣超越了丁、邓等前辈大家，"用能涵茹今古，参与正变，合浙皖两大宗而一以贯之"（叶铭《赵㧑叔印谱》序）。赵氏冷静地提出汉印古拙的根源："汉铜印妙处，不在斑驳，而在浑厚。"（"何传洙印"款）赵氏刻印更强调笔情墨意，冲切钝锐皆尽其妙，"古印有笔尤有墨，今人但有刀与石……"（"巨鹿魏氏"款）。他神机独运，铄古铸今，天人合力，终成巨匠，其艺术思想启迪后人，影响深远。

赵之谦对篆刻创作的态度极为严谨，几无泛泛的应酬之作，"以少有合故"（《何传洙印》款），"故交求者间得一二，非真知笃好，或靳不与"（胡澍《赵㧑叔印谱》序）。他42岁在杭州时曾以字画为生，晚年也有过应酬，但却从未以篆刻鬻粟，这表明了他对自己篆刻艺术怀有的孤赏与纯粹之心，但也因此造成他传世的作品不多，十分遗憾。《赵之谦印谱》是他二十余岁至四十余岁作品的汇编。《二金蝶堂印谱》系魏稼孙收集的，约半年而成初稿，那时当是赵的篆刻创作黄金时期。赵在54岁时为潘祖荫刻《赐兰堂》巨印款中称："不刻印已十年，目昏手硬。"这方印大约是赵之谦在江西唯一所刻的印章，也可能是他一生中所刻的最后一方印章。

缺乏知音是他不再刻印的一个重要原因，我们不能不为此感到惋惜。盛年息刀，这是赵之谦的憾事，也是中国篆刻艺术史的一大憾事。不过，尽管赵一生刻印不足四百方，但其创造的艺术成就却雄踞清代篆刻的巅峰，也可说是整个中国篆刻艺术史的巅峰，值得我们深入研究。

赵氏遗有《悲庵居士诗剩》《补环宇访碑录》《六朝别字记》等著作。吴隐据《二金蝶堂印谱》等辑成《赵㧑叔印存》八册。

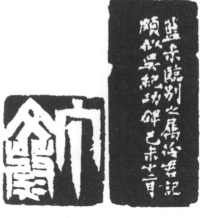

丁文蔚

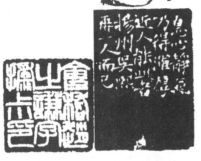

會稽趙之謙字撝叔印

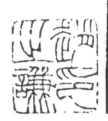

趙之謙印

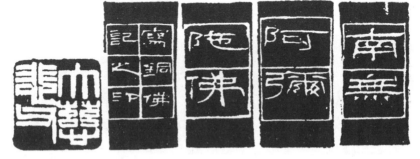

大慈悲父

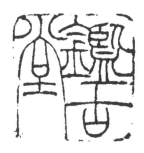

鑑古堂

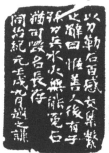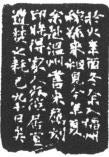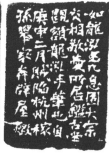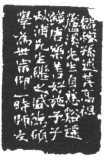

續溪胡澍川沙沈樹鏞仁和魏錫曾會稽趙之謙同時審定印

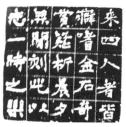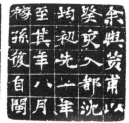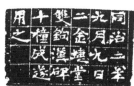

135

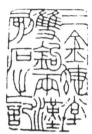
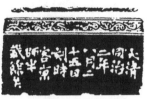
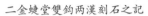

二金蝶堂雙鈎兩漢刻石之記

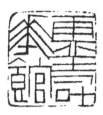

靈壽花館

鉅鹿魏氏

心手左來見毛字畫先讓　傳此理合君誰可吾君　右印有華兀有墨兮人俚
彈責人豈料為巳難茫　知說法刻不可我新刻時　有刀與石此意非我樂然
蜚風流忽裹歇雕出蜺　　　　　　
為水技絶漸皖兩家可教　　　　　　

人丁黃薛巴胡陳曼揚　　　交多有嗜疵廯偏我樣
州尚存吳照載穷家陶　　　刀竟不割送君惟有說
中年老大我昔頓君有　　　吾徒行路雖念錢父朱
印書入郡更得沈均初石　　嫁孫一笑弟謙贈別

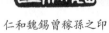

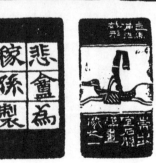

仁和魏錫曾稼孫之印

餐經養年

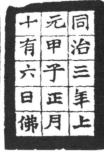

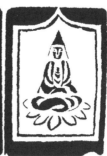

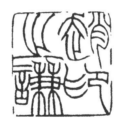

趙之謙印

靈壽花館

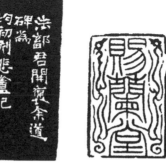

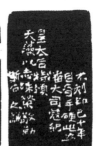

賜蘭堂

2. 吴昌硕

吴昌硕（1844—1927），浙江安吉县鄣吴村人，一名俊，又名俊卿，字昌硕、仓硕、昌石，号缶庐、苦铁、破荷，晚年号大聋、老缶、缶道人、寒酸尉、芜菁亭长等，是晚清杰出的金石书画家，曾"小吏江苏，寻晋直隶州知州，摄安东令，一月即谢去"。

吴氏自幼喜文，后得安吉名士施旭臣授以诗法，既长，常往来于苏、沪、杭等地，得见当时名士墨客、大收藏家等良师益友和他们收藏的古器文博，见识更广，眼界大开。中年后定居沪上，以艺会友，博取广收，长期的积累和丰富的阅历，使其诗书画印均勇猛精进，及暮则人书（诗、画、印）俱老，风格灼烈，终成海派艺术巨匠。

他篆刻学浙追汉，又受邓、吴、赵等启示，中晚年独辟蹊径，"古人为宾我为主"，自成一格。他更以诗、书、画之笔墨情趣熔冶于印，其篆刻与古冥会，大朴不雕，独具"奇崛之气，疏朴之态，天然之趣"（陈三立《吴昌硕墓志铭》），是印外求印的典范。

沙孟海在《印学史》中说："介绍吴俊卿的印，首先要介绍他的篆书。他写篆书，于《石鼓文》功夫最深。早期临摹毕肖，后来更加熟练，从而孕育变化，出以新意。他六十五岁时自题《石鼓文》临本说：'予学篆好临《石鼓》，数十载从事于此，一日有一日之境界。'（见钱经铭刻石本）'一日有一日之境界'这句话，很耐人寻味。吸收先秦大篆的精髓，出之以自我创造的倜傥变幻的笔法和结构。领会这种'不似之似'的作篆旨趣，才能理解到吴俊卿治印的妙处。"

篆刻艺术自明中到晚清，百花争艳，各尽其能，流派纷呈。从元明的"印宗秦汉"，到浙派的"印中求印"，邓派的"印从书出"，赵之谦的"印外求印"，自古以来的秦汉古玺、篆籀甲骨、鼎彝碑版、权泉镜铭无不被历代印人搜剔殆尽而发挥至极，篆刻艺术要在狭窄的古道上争峰登高已入黔驴技穷无路可走之势。吴昌硕天赋异禀，深谙印坛现实，他说："少好篆刻，自少至老，与印不一日离，稍知其源流正变予。"（《西泠印社记》）他以超人的学养和精深的书法为支撑，加之天才灵光的辉发和孤心苦诣的孜孜追求，终于在前人绝无涉足而尘封千年的封泥、瓦甓、古陶等"草根"古文字中找到可以进行开拓深掘的新路子，并用独创的钝刀硬入，加以敲、击、凿、琢等"做印"刀法，形成古茂雄奇、苍莽浑穆的独特印风，获得了迥别于前人的辉煌成就，成为近现代公认的篆刻大师。

"道在瓦甓"一印印款"旧藏汉晋专（砖）甚多，性所好也，爱取庄子语摹印"，透露了他的艺术追求，达到了"千载下之人，而欲孕育千载上之意味，时流露于方寸铁中，则虽四五文字，宛然若断碑坠简，陈列几席，古趣盎如"（《耦花庵印存》序）的治印境界。吴昌硕"气魄大，识度卓，学问好，功夫深，终于摆脱了寻行数墨的旧藩篱，创造了高浑苍劲的新风格，把六百年来的印学推向到一个新的高峰"。（沙孟海《印学史》）

由于吴昌硕在篆刻艺术上的杰出贡献和其崇高的社会威望，我国历史上第一个印人社团——西泠印社公推他为社长。吴氏学生众多，私淑吴派印风者更多。近代书画篆刻大师齐白石亦受其启迪而另立新风。

吴昌硕著有《缶庐诗》《缶庐集》，辑有《朴巢印存》《铁函山馆印存》《削觚庐印存》《缶庐印存》等。

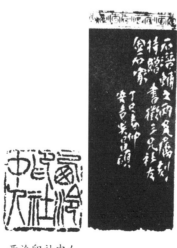

西泠印社中人

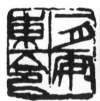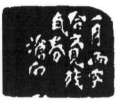

一月安东令

俊卿之印

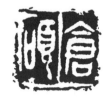

仓硕

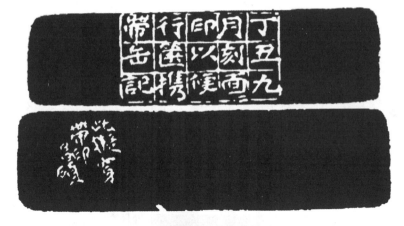

破荷亭

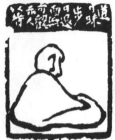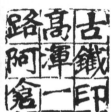

缶廬

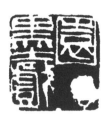

圃丁墨戏

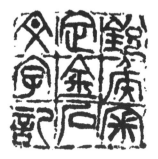

銳庚審定金石文字記

金城印信

 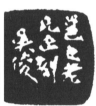

仁和高邕

石人子室

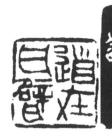

道在瓦覽

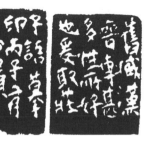

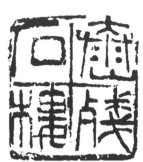

泰山殘石樓

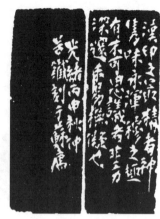

吴俊之印

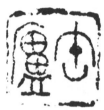

缶廬

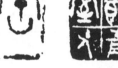

蕪青亭長飯青蕪室主人

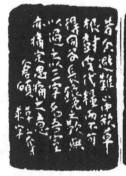

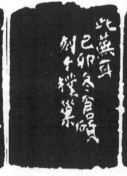

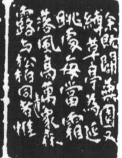

3. 黄士陵

　　黄士陵（1849—1909），安徽黟县人，字牧甫、穆甫、穆父，晚号黟
山病叟、倦叟、黟山人、倦游窠主等。青年斋号蜗篆居，中年别署延清
芬室，晚年易以倦游窠、息倦窠、古槐邻屋等。

黄士陵幼即好篆习印，"少遭寇扰，未尝学问，既壮失怙恃，家贫落魄，无以为衣食计，溷迹市井十余年，旋复失业，湖海飘零，藉兹末技以糊其口……"（"末技游食之民"款）。后移居广州，得名士达贵举赏，进学京畿国子监，入职粤地广雅书局，学识益邃，见地愈阔。未曾科举，终生廉介自鬻，55岁退隐故乡。

黄氏系晚清杰出的篆刻家，篆刻初尚邓、吴等，入而能出，复宗秦玺汉印和商周金文。彻底摒弃以残泐为拟汉的陋习，再现光洁妍美的古印原始状态。他在多方印款中表达了这种观点："汉印剥蚀年深使然，西子之颦即其病也，奈何捧心而效之。"（"季度长年"款）"仿古印以光洁胜者，唯赵撝叔为能，余未得其万一。"（"寄庵"款）"赵益甫仿汉，无一印不完整，无一印不光洁，如玉人治玉，绝无断续处，而古气穆然，何其神也。"（"欧阳耘印"款）"印人以汉为宗者，惟赵撝叔为最光洁，鲜能及之者，吾取以为法。"（"臣锡璜"款）他的印作平正险绝，光洁妍美，铦锐凌峭，外柔内刚，可说是即铸现凿古玺汉印的真实再现。

黄氏小于赵之谦，是学赵最有成就且另立新派的大家。他晚于赵，所见金石遗文更多，古文字资料更丰富。他在篆刻中天才般地摄取彝鼎、权量、泉币、镜铭、古匋、砖瓦及周秦汉魏刻石之意趣，篆法奇诡，精于安排，比之赵之谦更有所发展和发挥。

另外，黄氏深究拟汉的刀法创新，他在"绍宪长年"印款中说："仿汉铸印，运刀如丁黄，仍不脱近人蹊径。"多年后，在"菽堂"印款中终于道出心悟："用冲刀法仿古铜印。"更指出"汉印唯峻峭一路易入，过之则为浙派"。（"正常长寿"款）他一改清人切刀为冲刀仿汉拟古，真如孙过庭论书"既能险绝，复归平正"。复归的平正初看貌不惊人，却韵味醇厚。其静中有动、方入圆出、似拙反巧、平正险绝的超人造诣，似书中之欧阳询，是其一二十年呕心沥血追求的结果。他的弟子李尹桑说："悲庵之学在贞石，黟山之学在吉金，悲庵之功在秦汉以下，黟山之功在三代以上。"（《黟山人黄牧甫先生印存》易忠箓题记）"学在吉金，功在三代"，中肯地道出了牧翁印学的真谛。

　　牧甫的印款也有其开创性的功勋。他用单刀熟练摹拟六朝碑版楷书笔意，沉厚凌厉，见笔见墨，隽永与沉雄同存，秀丽与纵横共长，从中可见其心手相应的书法功底和平中显奇的美学思想。

　　他在55岁的艺术巅峰时期退隐回乡，真是十分可惜。他有凄苦的童年，晚年却存恤孤寡，济周贫困，赢得乡里称颂。他摆脱了几十年来为衣食而劳形的书刻生涯后，终于可以恬憺宁静地寄情在故乡的松竹山水之间了。光绪三十四年（1908）正月，他刻了怀念先人的"古槐邻屋"白文印，同年病逝，享年59岁。

　　黄士陵青年时著有《般若波罗蜜多心经印谱》，印属徘徊悱恻之作。1935年，其子黄石出版《黟山人黄牧甫先生印存》四册。

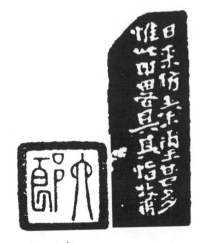

六郎

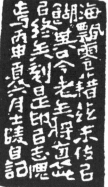
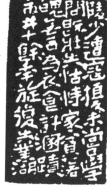

末伎游食之民

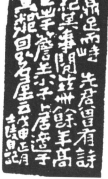
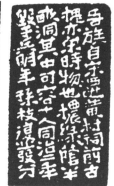

古槐鄰屋

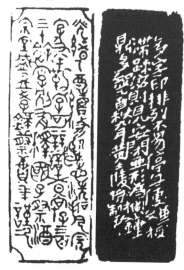

光緒乙酉續修監志
洗拓凡完字及半勒字可
辨識者尚存三百三十餘
字別有釋國子祭酒宗室
盛昱學錄蔡賡年謹記

145

臣宪瑶印

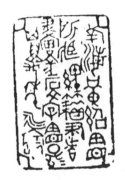

南海黄绍宪所藏经籍书画金石文字
宪子孙其万年永宝

俞伯惠

唐斋

家在杨州廿四桥

崇徽

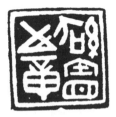

绍宪之章

嬴青馆藏

颐山

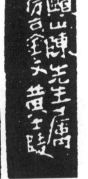

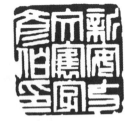

新安方文寯字彦伯印

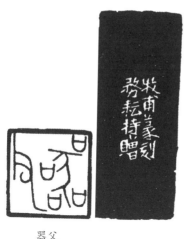

器父

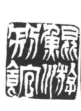

鲲游别馆

晚清三家在篆刻艺术史上占有极其重要的地位，他们的作品刚健平和、中正博大，气度形质臻于完美。秦汉之所以是玺印史上的高峰，是因为当时的印章属于开创性、自然性状态。印工制作既无规矩又无准绳，循文自造就是唯一的创作源泉，所以秦汉玺印的美是原始美、天真美。由此，秦汉古玺成为后人眼中的法度和规范，所谓高峰，是在与后期玺印俗化的低谷中比较出来的高峰。而晚清三家是明清流派艺术高潮中的高峰，与秦汉高峰有着质的不同。千百年来，文人学士参到玺印篆刻之中，并总结出印学理论、篆刻艺术观和一整套规范的操作技法，促使篆刻艺术升华成为和诗书画一样，以表现文人精神、学养和情性为主要内涵的一种艺术门类。在晚清三家的作品中，其表现的精神内涵要远远高于书刻的技术层面。也就是说，他们的作品在精神、理论和技法上达到了高度统一，他们的作品是玺印、篆刻历史的总结，更经受了历史检验，是玺印篆刻艺术史上的巍峨丰碑。

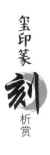

民国及当代篆刻

　　从民国到新中国成立初期，篆刻流派纷呈，有吴昌硕各弟子组成的"乱头粗服"印风，有赵叔孺、王福庵及弟子组成的整饬印风，另有齐白石异军突起等。其中齐白石、王福庵是将截然相反的两种印风都发挥到极致的两位大师。另外，必须一提的是来楚生先生，他的困顿遭遇和他的璀璨艺术造诣，可以用冰火之别来形容，他是继吴昌硕之后又一位别开生面自成一家的书画篆刻艺术大师。

1. 齐白石

　　齐白石（1864—1957），名纯芝，字渭清，后更名为璜，字濒生，号白石，以号行，别署木人、木居士、杏子坞老民、星塘老屋后人、湘上老农、老萍、寄萍、寄萍堂主人、借山吟馆主、借山翁、三百石印富翁等，湖南湘潭人。

　　齐白石少时家贫，入蒙馆未及一年即辍学，农耕放牧，曾学木工。工余学画刻印，后拜文人胡自倬、陈作埙为师，得受绘画诗文，遂弃工以"描容"为活。由是刻苦诵习诗书，写生与临摹并重，艺事孟晋。齐白石在注《忆罗山往事诗》中说："余学刊印，刊后复磨，磨后又刊，客室成泥，欲就干，移于东，复移于西，移于八方，通室必成泥底。"他曾把自己喜爱篆刻、刻苦自励的往事刻成一方印章"夜长镌印忘迟睡"。

　　齐白石40岁后出京津，经沪鄂，遍历五岳及名山大川，五出五归于湘，归作《借山图》，为生平山水杰构。1919年定居北京，时56岁，画风趋向大写意，风格清新，声名遂起。1927年，国立艺术专门学校校长林风眠聘其授国画，翌年晋教授。北平沦陷，杜门不出，拒绝再聘，气节昭然！

其篆刻从浙派入手，受赵之谦、黄牧甫、吴昌硕影响最大。曾有一诗可见其对吴昌硕的推崇："青藤（徐渭）雪个（朱耷）远凡胎，老缶（吴昌硕）暮年别有才。我欲九原为走狗，三家门下转轮来。"在吴昌硕变法的启示下，经过长期的学习、临仿、融汇，下了"十载关门始变更"，"即命饿死京华，公等易伶"的决心，终至暮年变法成功，独创门户。尝在《齐白石印草》自序言："余之刻印，始于二十岁以前，最初自刻名字印，友人黎松庵借以丁、黄印谱原拓本，得其门径。后数年，得《二金蝶堂印谱》，方知老实为正，疏密自然，乃一变。再后喜《天发神谶碑》，刀法一变。再后喜《三公山碑》，篆法一变。最后喜秦权纵横平直，一任自然，又一大变。"其篆刻四变轨迹言之甚明。

他学吴，学其法而不囿其貌，强调"胆敢独造"。他与吴的"做印"相背，提出"做摹蚀削可愁人，与世相违我辈能。快剑断蛟成死物，昆刀截玉露泥痕"。他抛却"做、摹、蚀、削"时俗，以隶入篆，以篆入印，取《天发神谶碑》《三公山碑》及秦权诏量之意，糅合自家笔意，将圆篆裁剪为方篆，纵横平直，一任自然，童趣稚拙却古意森严。刀法上采用单刀侧锋硬入，一无阻拦冲刻，刀锋过处哗剥声起，不加修饰，任其欹斜，石面爆裂剥落，呈"雄快震动，有渴骥怒猊之势"。他的篆刻与他的书画一样，有如晴空霹雳。其开宗立派，成就卓越，后学景从，终为现代艺术大家。

他这种前无古人的刻印方法，当时世人并不接受，被"饱学文人"讥为"野狐禅"。在书画界一片质疑声中，他坚持独行。齐白石倔强地表达了自己的刻印理念："刻印，其篆法别有天趣胜人者，唯秦汉人。秦汉人有过人之处，全在不蠢，胆敢独造，故能超越千古。""余刻印不拘昔人绳墨，而时俗以为无所本，余尝哀时人之蠢，不思秦汉人，人子也，吾侪，亦人子也。不思吾有独到处，如令昔人见之，亦必钦佩。"

由此可见，他对自己"胆敢独造"相当自信、自负。大凡印人，没有哪一个不是以出自"秦汉"标榜，而齐白石却以"不蠢"于"秦汉人""故能超越千古"自誉，当是有其不同凡响的天分、魄力和超人的自信底气的。

他对篆刻用字问题，也有自我见解。他对唯《说文》用字表示不屑，有诗云："篆文许慎说后止，典故康熙纂后无，二者不能增一字，老夫长笑世人愚。"他认为如遇用字查无据典，则可"每刻钟鼎文字，若原文只有两字，则此一印章即无法镌刻，故所刻字为钟鼎文中所无者，须以己意刻出，又须有古文笔意，使见者一望而知胎息钟鼎文中而出"。他强调的是，"须有古人笔意"且"一望而知胎息钟鼎文中而出"是可以"以己意刻出"的。他的实践为篆刻后学指出小学研究与艺术创造是可分轨而行的，不必拘泥。

齐白石是继吴昌硕后又一位诗书画印四绝的巨匠，四者有机地构成完整的白石艺术体系。他印外求印，"功夫在诗外"。他印章的意境来源于诗，其刀法来源于书法，其章法又源于绘画，诗书画印互相联系、相互渗透。他的生活历程、深厚学养、过人悟性、不懈追求及时代意识的敏感，升华造就了他的艺术成就。傅抱石曾这样评价齐白石的艺术美："是基于老人书法（诗、跋）、绘画、篆刻高度统一和有机的构成。""画面上的每项东西（书、画或者篆刻），都生动地成为了艺术品中一个不可分割的组成部分。"齐白石的篆刻艺术不仅震撼了民国印坛，时至今日还焕发着盎然生机。

对于艺术的传承，白石翁明白告诫后人，"学我者生，似我者死"，虽然是对绘画而言，但对篆刻未尝不是如此。他给后学留下的是艺术传承的"渔"而不是"鱼"，他自己就是学吴昌硕变法之"渔"，而不是学其印式之"鱼"。纵观几十年来印坛一味专仿白石面目而"似我者"的人众，却几乎没有真正成功的例子，可谓沉痛。钱君匋先生说："齐白石自谓变法，然斧凿之痕、造作之态犹难免诮。"白石尚且如此，学他皮毛者焉能就此入道？他的方法、他的见解、他的魄力确有过人之处，他是少见的天才，胜常人多多，但他的艺术表现形式就不是一般从艺的人都能依样画瓢的，每个印（书、画）人应有清醒的认识。

　　齐白石著有《白石诗草》，印辑有《随喜室印存》《齐濒生印稿》《白石印草》《白石山翁印存》《三百石印章纪事》等。

中國長沙湘潭人也

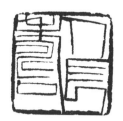

人長壽

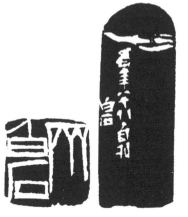

齊白石

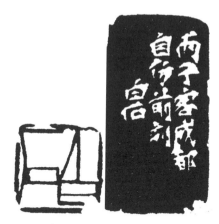

白石

八砚楼

悔乌堂

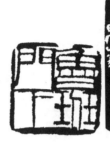

鲁班门下

北城沙门

允執厥中

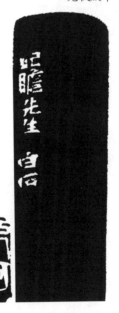

不可居无竹

2. 王褆

王褆（1880—1960），原名寿祺，后更名为褆，字维季，号福庵，以号行，别署印佣、石奴、微季、维季、屈瓠、锄石农、罗刹江民等，晚号持默老人，居曰麋研斋、春住楼，浙江仁和（杭州）人，中年起定居上海。

王褆幼承家学，文字、训诂、诗文皆富学养，10 余岁即工书法篆刻。24 岁时与叶为铭、丁辅之、吴石潜等于西湖孤山创设西泠印社，终生致力于书法篆刻的传承与创新。48 岁（1928 年）应南京国民政府聘请，任印铸局技正。两年后南归沪地，鬻艺自给，海内外求印者门限为穿。曾受故宫博物院院长马叔平相邀，聘为顾问。58 岁（1938 年）刻"两耳唯于世事聋"印，志拒敌伪要员之邀访。新中国成立后刻"即事多所欣"印，表达对人民当家做主的喜悦。先后受聘为浙江省文史研究馆馆员、上海中国画院画师，任中国金石篆刻研究会筹委会主任等。

其篆刻仰溯古玺秦汉，下涉宋元明清，融汇浙皖，发覆吴（熙载）赵（之谦），以稳健含蓄的"碎刀短切"治印，形成中正平和、端庄敦厚、清丽多姿、遒劲高古的印风。吴朴先生对此道出秘诀："福老圆朱文印笔画雅洁圆润，似运冲刀，实则系波磔涩进沉郁顿挫，一刀一刀切出来的，所以圆转流美中更显古朴凝重。"他把具蕴藉风神的汉白、圆朱印式推向极致，于近代印人中允称翘楚。其多字细朱文印，章法茂密谨严，奏刀澄沏清冽，印文随势停匀，"如洛神临波，如嫦娥御风"，世几无匹敌者。沈禹中《印人杂咏》诗曰："法度精严老福庵，古文奇字最能谙。并时吴（昌硕）赵（叔孺）能相下，鼎足会分天下三。"王褆被后人公举为浙派新军领袖。

王褆精于数体书法，古籀金文、小篆隶分均古拙苍莽，敦厚浑穆，自出机杼，独树一帜。

王褆性静平和，扶掖后学，悉心传艺，霑惠弟子。其生平著有《说文部属捡异》一卷、《麋研斋作篆通假》十卷、编集《福庵藏印》十六卷、《王福庵书说文部目》《千字文》等多种。自刻印有《罗刹江民印稿》八卷、《麋研斋印存》二十卷（有多种辑本）等，其他文章、书法、篆刻作品多付梓流传，对当今印坛影响巨大，学生及私淑者众。

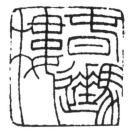

麋研斋　　　　　　　春住楼　　　　　　　王褆私印

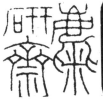
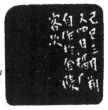
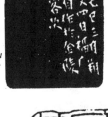

麋研斋　　　　　　　　　　　　　两耳惟于世事聋

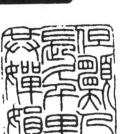
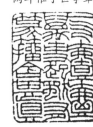

石头城边旧游客　　　　但愿人长久　　　　一气一壶万事起
　　　　　　　　　　　千里共婵娟　　　　独有篆籀含其真

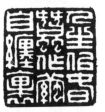

人生似春蚕作茧自缠裹　　脚踏实地　　　　　濮尊朱佛斋

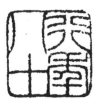

金其源印　　　　　　　行年八十　　　　　彦冲所藏碑帖

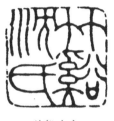

竹谿沈氏

禹功手获

3. 来楚生

来楚生（1904—1975），原名稷勋，字初生，一作初升，号然犀、负翁、非叶、一枝、安处、楚鳬，居曰然犀室、安处楼，浙江萧山人，居上海，毕业于上海美术专科学校，书画受潘天寿影响。

来楚生秉性耿介，沉默少言，远于酬酢，孜孜兀兀于艺事。篆刻远师秦汉，近踵吴熙载、吴俊卿等大家，能不落前人窠臼，自出新意，开创了一代印风。其肖形印更是熔汉画像、古肖形印为一炉，在印坛上冠绝古今，无出其右。邓散木曾赞曰："君尤善为肖形印，自佛道仙人、虫鱼鸟兽、草木鳞潜，以迄追蠡倒茄、藻火粉米之属，无不沈思眇虑，毕摄众长。或寄工于拙，或驭简于繁，奇而不谲，放而不野，迹其所诣，殆无前修。"

他生前清贫寂寞，令人唏嘘。"来楚生出生于20世纪初，他一生的绝大多数时间可谓是在动荡中度过的，北伐战争、军阀混战、抗日战争、内战、文化大革命……遗憾的是，楚公未能等到真正美好的年代，就撒手人间了。但，就在这风风雨雨的年代中，楚公虽是一介书生，却如大江中的巨礁没有在急流中沉沦，并且以他的笔挥洒出许多常人难以企及的华采，以他的刀刻出了许多警世骇俗的佳作，成了一个时代的书艺奠基者，印艺的指引人！他虽死犹生，死的是病枯了耗尽能量的躯壳，活的是熠熠发光的第二生命（指艺术，见郑重文）。"（张用博、蔡剑明《来楚生篆刻述真》）

"来楚生虽非吴昌硕嫡传弟子，却能吸收缶翁'道在瓦甓'的理念，并结合秦汉魏晋印章中率真纵逸、硬朗天成之妙趣，'获得了大气、质朴、简括、古淳的艺术效果，特别是其所作的佛像图案印，更显杰出，是前无古人的新腔'（豆庐印语）。而这些突出的艺术成就，仅仅出现在1971年初至1975年2月来楚生去世前的四年之中，犹如老僧顿悟，破茧而出，令人既珍惜又惋惜。钱君匋誉其为：'七十岁前后所作突变，朴质老辣，雄劲苍古，得未曾有……二十世纪七十年代能独立称雄于印坛者，唯楚生一人而已。'此论甚是公允。在文化艺术遭受浩劫，艺坛一派死寂之际，来楚生凭借着对传统艺术的无限热爱，坚持创作，不断创新，表现出对篆刻艺术传承义不容辞的责任感与使命感，令人敬佩。"（韩天衡、张炜羽《中国篆刻流派创新史》）

岁月的尘埃不能淹没一代大家的光耀，我们回顾来楚生先生对当代印坛的影响，越来越感受到其夺目的光彩。

来楚生一生清贫坎坷，却在繁杂纷扰的环境中开创出划时代的正派雄拙、生涩高古的篆刻新风。他技臻于道，艺通于神，是不能仅仅用勤奋刻苦的努力来解释的，他的人品、学养、操守、情性、天分当更值得关注和探索。或许真正伟大的艺术，必须在竭蹶的人生中才能产生。再用余正先生的话："炉火纯青，不光是指纯熟完美的技巧，'炉'是艺术创作思想，是境界。优秀的传统艺术，如果仅仅迎合时代风尚，经典不可避免地会走向世俗化，可能会付出痛苦的代价。艺术一旦商品化，当事人谁都不容易把握分寸。"这段话揭示了一个现象，很多有才情、有悟性、有功力的书画家，一旦成名之后，其作品却变得越来越不堪卒读。可见，人品、学养、操守、底蕴和真善美的内心，才是艺术的灵魂，即使巅峰状态的技巧，也仅仅只是手段而已。

来楚生有《来楚生画集》《来楚生法书集》《然犀室肖形印印存》等著作行世。在来楚生100周年诞辰纪念之际，童衍方彩印出版了来先生遗著《然犀室印学心印》（钢笔手稿），既能读得先生的印学论述，又能得见先生的硬笔书法真迹，是后学的三生之幸。

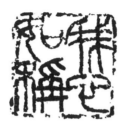

我心如稱

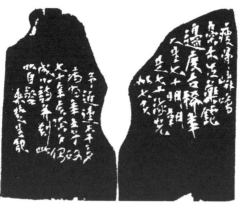

藥爐邊度古稀年

安處樓頭人臥病

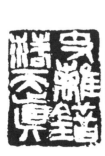

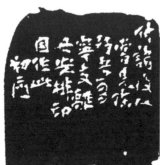

支離錯落天真

初兩　　　　楚生私印　　　　衰年肺病惟高枕

157

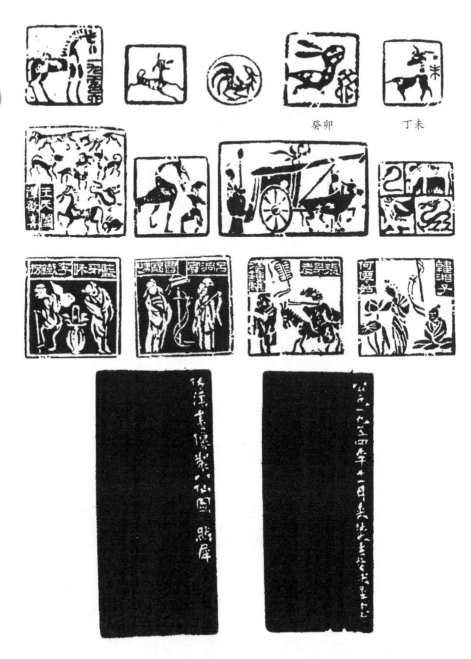

癸卯　　　　　丁未

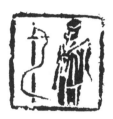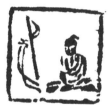
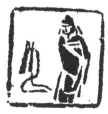

附

篇

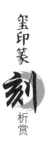

战国玺印中的先秦医药

　　我国有很悠久的玺印使用历史。考古证实，春秋战国时玺印使用普遍，玺印的产生应该更早。《后汉书·祭祀下》说："自五帝始有书契，至于三王，俗化雕文，诈伪渐兴，始有印玺，以检奸萌。"唐·杜佑的《通典》有"三代之制，人臣皆以金玉为印，龙虎为纽"之说。

　　东汉许慎《说文解字》对"印"字解释："执政所持信也，从爪从卩。"文中为"卩"而非"卩"，据沙孟海考证，"卩"系古之"节（節）"字，与古代将竹节中剖为二后由议定双方各执其一为信有关。

　　早于《说文解字》千年之商代甲骨文中已有"印"字 。其上半为人手，下半为跪着的人，合起来当会意为以手按抑另一人。故很多甲骨文专著多以此字为"抑"字。

　　先秦时期的"玺"是对印章的通称，所谓"尊卑共之"。秦统一天下后，规定"天子独称玺（璽）"，其他人只能称"印"或"章"。《说文解字》："玺，王者印也，所以主土，从土，尔声。籀文从玉。"

　　"玺"字在战国古玺中多省作"尒"，如 。此为象形会意字，上部"𠆢"乃印章会意印纽侧面之形状，下面"小"乃象征印面的文字。另有从"金"作"鉨"及从"土"等，如 、 ，皆因地域与印材质地不同而有异。

　　考古发现，早在战国前就有与医药有关玺印了。清代金石考古学家吴大澂最先在《说文古籀补》中提出："古玺文，人名多'疒'旁字，疑医者所用之玺。如瘍（疡）医名'瘍'、癰（痈）医名'癰'，各从其所长也。"并将"'行瘠''事疡''事疕'等古玺断为战国时医人的玺印。"（徐畅《先秦玺印图说》）

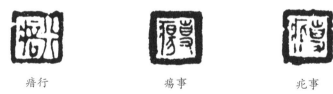

瘠行　　　　　　　瘍事　　　　　　　疕事

关于先秦医官、医人的状况，现代国学家陈直、西泠印社徐畅对此都有论述。陈直在《玺印木简中发现的古代医学史料》中提出："战国时期，每一医人只治一病，是发挥个人的专长，也是分工的细密。""古人所谓技之精者，不能两工，这是战国人医学的特色。"且"先秦医人用印多在自己专治疾病之前加'行'或'事'字，即以为名"。

徐畅解释说："先秦的医人一般是以'行'或'事'加上自己的行医专长，如'行瘠'，'行'字盖'从事于医'的解释，至今俗语称医生为人治病曰行医，或曰行道。'事'又作'治'字解释，如事偃、事丁、事痈、事疡等。""先秦医人用印更多的则是'上标明医人的姓，下标注医人所专治的病'，即在自己姓氏之后加上行医专长，也就是以专长作为自己的名字。"

如"長瘯"，是专治皮肤病的长（张）医生。

"桀疣"，是专治疣症的桀医生。

"王瘣"是专治结块、肿瘤疾病的王医生。

"朱瘕"，是专治痎疟的朱医生（"瘕"即今之"痎"）。

"疢（痎）"，印内只有一个字"疢"，没有姓氏，应是专治妇产科病的医生用印。

"事疠"，即专治疫疠的医生。

"疟敬事"，是擅治疟的医生用印。

　　关于先秦的医官印玺，似尚无实物发现，但"《史记·刺客列传》有荆轲刺秦王'侍医夏无且以其所奉药囊提荆轲也'的记载，侍医盖即后来的太医、御医。《史记·扁鹊仓公列传》记，秦有太医令李醯。秦私印中的医衔、医从等印，与《左传》载'秦有医和、医缓'同例。应是太医或医官衔、从二人的私印。"（徐畅《先秦玺印图说》）

一、封泥中的医药管理机构

1995 年，古都西安北郊发现和出土了二千多枚秦封泥。具体地点位于渭河南岸的秦甘泉宫（又名咸阳南宫）遗址，隔河与秦都咸阳相连，是秦王理朝所在。"另外，此处还发现秦代云纹瓦当和残砖块，并有火烧痕迹。其封泥则经火烧、水浸，颜色也由泥色变为红陶色或灰陶色。由此推断，此处应为秦时甘泉宫内秦太后和秦王处理朝政时专门用于掩埋公文封泥的地窖。"（傅嘉仪《新出土秦代封泥印集》）

从这批战国晚期至秦的封泥之中，就可发现当时官方医药管理机构的蛛丝马迹。徐畅教授在《古代的医官和医人》和《望闻问切——先秦医官医人玺印揭秘》两篇专文中对此有详细的考证。

秦封泥中有"泰醫丞印""太醫丞印""泰醫右府""泰醫左府"。

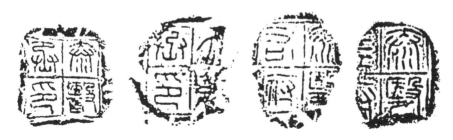

太医府、太医丞是执掌百官及后庭的医药机构及其负责人。太医令掌管诸太医，是太医左府、太医右府的主事。太医丞是太医令的副职。《周礼·太宰》曰"百官所居曰府"，故"府"系官署的称谓。"丞"一般指佐官，《六典》曰："太医令掌诸医疗之法，丞为之贰。"《汉书》载，太医令、丞之属官"员医二百九十三人，员吏十九人"，以此推测秦代医官人数亦不会太少，故以左、右分府。

两印中的"泰"即"太"，泰医即太医。"泰"与"太"通，又怎么会有两印？徐畅认为："泰、太二字之区别或似表示使用时间之先后不同，左、右两府则可能分属于奉常（后改称太常）、少府。有学者认为：'太常之太医，主治百官之病；少府之太医，则主治宫廷之病。（《秦汉官制史稿》）'"傅嘉仪编《新出土秦代封泥印集》则认为："'太'与'泰'相通，'太医丞印'即'泰医丞印'。两封泥同出一处，篆法不一，应为秦时通假字之运用。不过医字已残，尚不能完全肯定。"

秦封泥还发现有"弄阴御印""弄阳御印"，可能系宫廷中掌管生育事务的官署所遗留封泥实物。"弄阴御"约为宫廷中专门负责治疗女性生殖系统疾病，犹如现在的"妇产科"；"弄阳御"则负责王族男性疾病治疗，犹如今日之"男科"。

 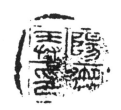

"弄"字解释不一，《说文解字》："弄，玩也。从廾持玉。"林义光《文源》："弄，像两手持玉形。"《诗·小雅·斯干》："乃生男子……载弄之璋。乃生女子……载弄之瓦。"璋，为王侯所执圭璧；瓦，纺砖之古称，系古代妇女纺织所用工具。由此可见，印文中的"弄"字，当为生儿育女的意思。

"御"字有多解，《周礼·天官·内宰》："以妇职之法教九御，使各有属。"郑玄注："九御，女御也。"《国语·周语上》的"王御不参一族"，韦昭注为："御，妇官也。"《字汇·彳部》："御，幸也。"《礼记·内则》的"故妾虽老，年未满五十，必与五日之御"，郑玄注曰："此御谓侍夜勤息也。"《小尔雅·广言》："御，侍也。"可见，此"御"当与性事有关。

徐畅认为："秦封泥'弄阴御印''弄阳御印'，古谓生男曰'弄璋'，生女曰'弄瓦'，印文的'弄'，应生儿育女之意。印文的阳、阴系指男女生殖器官。'弄陰''弄陽'应即房事。'御'指宫中女官侍御帝王。'弄陰御'专事女性生殖系统疾病，同时'掌王之阴事、阴令'(《周礼·天官·内小臣》)，即'群妃御见之事'。'弄陽御'则负责王族男性疾病事务，犹如今日医院中的男性科。"傅嘉仪在《新出土秦代封泥印集》把此二印注为"阴御弄印""阳御弄印"，"阴与阳对。古以阴阳解释万物化生，凡天地、日月、昼夜、男女以至腑脏、气血皆分属阴阳。由此推知，此或为司皇帝宫廷之事的阴阳家"。

秦封泥中还有"左礜桃支""右礜桃支"，约为宫中掌管药物及击鬼禳灾之官署的官印，此官署相当于现在的药品管理部门。礜，即礜石，为一种矿物药。《神农本草经》曰："味辛，大热。主寒热、鼠瘘、蚀疮、死肌、风痹、腹中坚癖邪气，除热。"《说文》曰："礜，毒石也，出汉中。"因"礜"为毒药，所以也可能相当于现在"毒、麻、剧"药品管控单位。

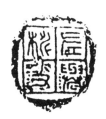 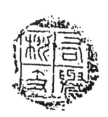

而"左礜桃丞""右礜桃丞"则为该官府之属官。大致相当于现在的药品管理部门的负责人，或相当于现在"毒、麻、剧"药品管控单位的负责人。

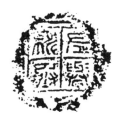 

"支"通"枝"，桃支即桃树之枝，唐《新修本草》等均未记载，然

而却是古巫术中常用的法物。《左传·昭公四年》有："桃弓棘矢，以除其灾。"《礼记·檀弓》："君临臣丧，以巫祝桃茢执戈。"《睡虎地秦简·日书·甲种》有："野兽若六畜逢人而言，是飘风之气，击以桃支，释屦而投之，则已矣。"可见，以桃枝驱鬼怪、避灾邪，是秦人特别相信的一件事。

汉代刘向编的《战国策》中，已有关于桃梗的记载："今者臣来，过于淄上，有土偶人与桃梗相与语。"唐代房玄龄、褚遂良等撰《晋书》，其中《礼志》云："岁旦，常设苇茭、桃梗、磔鸡于宫及百寺之门，以禳恶气。"古人之所以对桃梗如此青睐，可能就是因为相信桃梗可以避邪。王安石诗云："爆竹声中一岁除，春风送暖入屠苏，千门万户曈曈日，总把新桃换旧符。"可见直到宋朝仍有以"新桃"祛旧迎新，避邪趋吉之风俗。

天津博物馆藏有"左礜桃支"秦铜印原物，可与上述封泥互相参照。

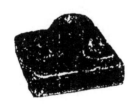 

🏥 **知识链接：太医**

汉代，中央医学官署称"太医"，各封国的医学官署称"医工"。《汉书》及《后汉书》中，均有"医工长"之名，当系封国中医工之长。

下图为两枚汉印"太醫丞印"的照片、印蜕及封泥拓片。

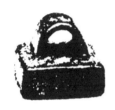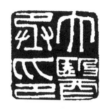

下图为河北满城西汉中山王刘胜墓中出土的"醫工盆"沿口的铭文。

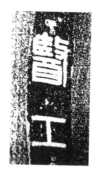

太医之名，自秦到清沿用了两千多年。下图为清官印"太醫院印"，背款及边款为"乾隆十四年正月日造，太醫院印，礼部造。乾字一千八百三十一号"。

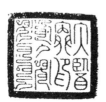

二、先秦时期人名的命名（避讳）原则

中国古人取名十分讲究用字的内涵与意义，史书记载，先秦时期就提出了取名的避讳原则。

《左传·桓公六年》记载，春秋鲁国桓公六年九月，太子姬同出生

169

（后来的鲁庄公），桓公请教大夫申繻，给嫡长子取名。申繻曰："名有五，有信，有义，有象，有假，有类。以名生为信，以德命为义，以类命为象，取于物为假，取于父为类。不以国，不以官，不以山川，不以隐疾，不以畜牲，不以器币。……故以国则废名，以官则废职，以山川则废主，以畜牲则废祀，以器币则废礼。"

申繻提出人名命名原则是"名有五，有信、有义、有象、有假、有类"。而取名的避讳原则是"不以国、不以官、不以山川、不以隐疾、不以畜牲、不以器币"，其中明确提出避讳"隐疾、畜牲"用作人名。而现在所见众多以"疒"旁字为名（另有犬、马等畜牲）的古私玺是怎么一回事呢？说明吴大澂提出的"古玺文，人名多'疒'旁字，疑医者所用之玺"的推断是成立的。

鉴于此，我们可在有限的古代私玺资料中，尽量查找出有偏旁"疒"的字的玺印和能查到字书解释的古籀文，给以分类归科，希冀从中管窥到先秦时期医疗执业的大致情况。

三、古玺中的先秦医人执业概况

1. 外科

"疥"，《说文》："疥，瘙也。从疒介声。"《广韵》："疮疥。"有"肖（赵）疥"两枚、"樂疥""□疥"等印。

"瘶"，《玉篇》"瘶与瘙同"，意为疥瘙。有"長（張）瘶""肖（赵）

瘙""成瘙"等印。

"瘙",《博雅》:"瘙,创也。"《集韵》:"音骚,义同。"意为疥瘙。有
"番瘙"一例。

"瘣",《说文》:"病也,一曰肿旁出也。从疒鬼声。"《正韵》:"音
贿。"瘣字似可释为"疝"或"瘤"。有"王瘣"两枚,另有"鲁□
瘣""楊瘣""徐瘣"。

"瘄",《玉篇》:"瘄,膝病,与骴同。"《集韵》:"音骨,瘚病。"有
"事瘄""君(尹)瘄"二印。

"疕",《说文》:"病也。此声。"《淮南子·精神训》:"病疕瘕者,捧
心抑腹,膝上叩头,蜷跼而谛,通夕不寐。"有"佚疕""徐疕""事疕"
等例。(《先秦玺印图说》释"疕"为"黑斑,痣。")

"瘍",《说文》:"头创也。从广昜声。"("创"即"疮"本字)有"長（張）瘍"两枚、"事瘍""恢瘍""鲜于瘍""梁瘍""鄘瘍""高瘍""狄瘍""牛瘍"等多例。

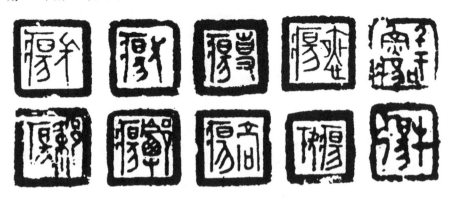

"疕"（疒），《说文》:"头疡也。匕声。"郑玄注《周礼·天官·医师》:"疕，头疡，亦谓秃也。"《博雅》:"疕，痂也。"《字汇补》:"瘡上甲。"

有"事疕""贾疕""醫疕""恢疕""郲疕""成公疕"等。

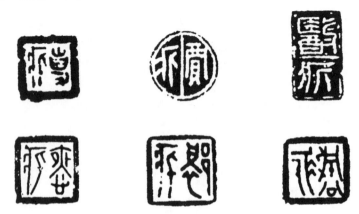

玺印篆刻析赏

"癰",《说文》:"肿也。从疒雝声。"《广韵》:"癰,疖。"《释名》:
"癰,壅也。气壅否结,裹而溃也。"《正字通》:"恶疮也。"

有"王癰"二枚、"高癰""郵(陈)癰""司马癰""馮癰""旞于
癰""癰""事癰"等多例,另有"癰""左宫癰"二例陶器白文印迹。

"疢"(癣),《说文》:"癣,干瘍也。从疒鲜声。"《正字通》:"疢同
癣。"有"桀疢",另有"邡疢"。

"痔"(瘒),《说文》:"痔,后病也。从疒寺声。"《增韵》:"隐疮也。"
有"事痔""事瘒"(《古代的医官和医人》:"事、寺同音通假,疑'瘒'
即'痔'的异体字")等印。

"瘇",《说文》："败疮也。"《集韵》："音食。与蚀同。"有"余瘇""乔瘇""公孙瘇""畀瘇""南瘇"等多例。("瘇"《战国玺印分域编》读为"瘦";《印典》读为"瘟"。)

"痕",《说文》："殴伤也。从疒只声。"有"痕"白文印迹一枚。

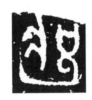

"痮",《字汇》："痮音其。"痛疬类病，又称"痮疡病"，"其"古通"丌"。有"痮子"一例。

"疘",《集韵》："音公。脱疘，下部病。""脱疘"古同"脱肛"。有"夏后疘"玺。

174

"瘬",《集韵》:"音杲。瘬痪,疥病。"有"栗瘬"一印。

"痍",《说文》:"伤也。从疒夷声。"《释名》:"痍,侈也。侈开皮肤
为创也。"有"牛痍"一例。

"瘟",《说文》:"跛病也。从疒盍声。"有"毫瘟"一印。

"痤",《说文》:"小肿也。从疒坐声。一曰族絫。"《广雅》:"痈也。"
《说文古籀补》:"古痤字,许氏说小肿也。"有"张痤"等例。

"瘀",徐畅云:"瘀不见于字书,疑为'瘀'"之同音通假字。"《说
文》:"瘀,积血也。"有"王瘀""空同瘀""宋瘀""周(周)瘀"等
多例。

20 世纪 80 年代，安徽省青阳县陵阳镇南阳乡日新村汉墓出土"瘝譢信印"一枚，庄重典雅、宽博整饬，为正宗汉印印风。此枚汉代私印用字方法与古玺已有不同，瘝譢并列，不单以瘝的专业为名。附录于此。

　　"疕"，《玉篇》："痹，风病。疕，同痹。"有"瘳疕""□疕"等例。

　　"丁"（丁盖疗本字），《广韵》《集韵》："疗，病疮。"有"莇丁""毗丁""事丁""公孙丁""嵊丁""酁丁""耿丁"等多例。

2. 内科

"痵"，《说文》："痵，病息也。从疒夾声。"有"郾痵""祟痵""梁痵"等例。

"癥"，《玉篇》："腹结病也。"《正韵》："音徵。"《脉经》："脉沉重而中散者，因寒食成癥。"有"邳（任）癥""公孙癥"等例。

"疫"，《说文》："颤也。从疒又声。"《集韵》："颤疫，摇头貌。"有"王疫"两例，其中一列为白文印迹。（《先秦印风》将"疫"释为"瘃"）

"痳"（瘯），《集韵》："音棟。瘮瘯，寒病。"有"東鄉瘯鈢"一例。

"痒"（痒），《说文》："痒，寒疾也。从疒辛声。"《正字通》："今感寒体战曰痒。"有"吴痒""文是痒""王痒""孤痒"等。

附："事痒"

"痁",《说文古籀三补》："古玺'肖迭痁',按百读书九切，以形声求之当为憂之古文，'肖迭痁'即'趙去惪'也。"有"肖（赵）迭痁""肖（趙）痁""槀（郭）迭痁"二枚"长（张）迭痁""王迭痁""孙迭痁""事罨痁""郱迭痁""和语痁""馬迭痁""犾求迭痁""司馬痁""石去痁"等多例。

“㝱”,《说文》:“寐而有觉也。”(王福庵释为“夢”字,有“破夢”一印)当为专治多梦噩梦类病症的医生用印。有“𩫏(郭)㝱”“樂㝱”“事㝱”“郪(陳)㝱”等例。(《印典》释为“𤸇”“𤺌”,《战国玺印分域编》释为“癃”。)

 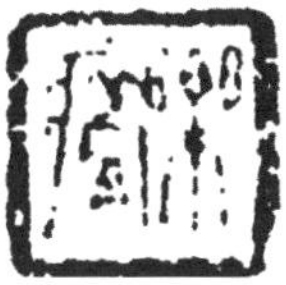  

“癭”,《说文》:“颈瘤也。从疒嬰声。”有“癭慶信鉨”“平癭”“旨卢癭”“䍊癭”“藿癭”“肖(趙)癭”等例。(《先秦印风》读为“瘦”,罗福颐《古玺文字征》、庄新兴《战国玺印分域编》、康殷《印典》读为“痩”。)

  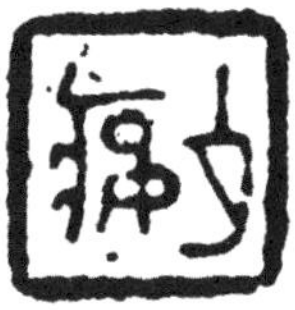

“癧”(瘰),《集韵》:“瘰疬,筋结病也。”《正字通》:“疡绕颈项累累也。”《集韵》:“音历。详前瘰字注。”有“芥癧”等。

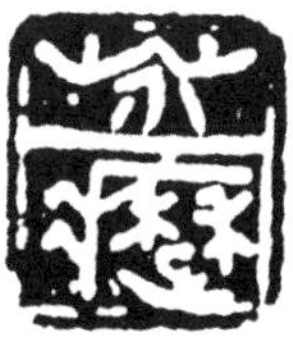

"痹",《说文》:"痹,湿病也。从疒畀声。"《类篇》:"疕,或作痹。"疕,《集韵》:"音闭。脚冷湿病。"有"痹"白文印迹一枚。

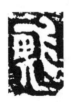

"疯",《正字通》:"疯,疯之讹。"《说文》:"疯,狂走也。从疒术声。"《玉篇》:"疯,狂走貌。"有"疯庆"一例。

"疢",《说文古籀三补》:"疢,此篆或即古'瘚'字也。"《说文》:"瘚,屰气也。"《广韵》:"气逆。"《博雅》:"瘚病也。"有"宋疢""徒疢""王疢""匡疢""申疢"等印。

附:"阄(周)疢"

"瘥"（痊），《集韵》："音怯。病劣，与怯通。"有"佚瘥"一例。

"疛"，徐畅疑为"疛"，音肘，《说文》："（疛）小腹病。"《玉篇》："（疛）心腹疾也。"余岩《古代疾病名候疏义》："疛，盖即今之腹水。"有"□疛"等例。

附："肖（赵）疛"

"心"，心脏疾病。有"公孙疾心信鈢"及"心"单字玺。

"欬"，《说文》："屰气也。从欠亥声。"，咳之本字。有"進欬""橋欬"两印。

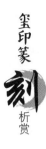

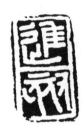 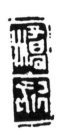

"厥",指突然昏倒、手足逆冷等症,见《素问·厥论》。有"王厥"一印。

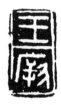

3. 妇科

"疧(瘫)",《广韵》《集韵》:"音母,病也。"有"疧(瘫)"一例,印内只有一个字"疧"字,没有姓氏,应是专治妇产科病的医生用印。

"疕"(疕),《玉篇》:"乳癥。"《广韵》:"乳病。"《集韵》:"音妒。"有"肖(赵)疕"一枚。

4. 疫病

"疧"（瘥），《说文》"瘉也。从疒差声。"《说文古籀补》："瘥即
疧。"《诗·小雅·节南山》："天方荐瘥，丧乱弘多。"有"疧敬事""馬是
疧""郪疧"等多例专治疧的医生用印。

"疠"（癘），《说文》："恶疾也。从疒蠆省声。"《辞源》："疠疫即瘟
疫。"《玉篇》："疠，疫气也，与癘同。"有"事疠""東方疠"。

"痰"，《说文》："热病也。从疒从火。"有"郭克痰父""张去痰""申
去痰""繹痰""擇痰"及两枚"去痰"等多例。

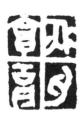 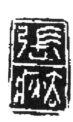

 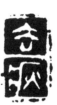

附："高瘄"

"瘄"（疛），徐畅注释：《正字通》：'瘠，俗疛字。'古籀'月'符在疒旁字中增减无碍。同例，瘄减月为疛，瘄为繁体。疛同疢。《玉篇》：'疛，俗疢字。'"《说文》："疢，热病也。从疒从火。"有"王瘄""文是瘄"等。

"瘨"（痎），《说文》："痎，二日一发疟。从疒亥声。"《集韵》："痎，音皆。"有"朱瘨""韩瘨""蚔瘨""王瘨""公孙瘨"等。

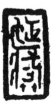

"痁"（店），《说文》："有热疟。从疒占声。"《玉篇》："疟疾也。"有"乔痁""韩痁"等。

"痧"（痧），《临证指南医案》按："痧者，疹之通称，有头粒如粟。"
《汉语大字典》释："中医指霍乱、中暑等急性病。"有"橐（郭）痧"一印。

"瘄"，《博雅》："疾也。"《汉语大字典》："疹子。"有两枚"肖（赵）
瘄"，即治麻疹的肖（赵）医生。

"疢"，《集韵》："疠与疝同，一或作疢。小痛。"《说文》："腹中急
也。"《广韵》："疝，腹中急痛。"《方书》："秽气感触邪热而发之病，俗作
疠。"《篇海》："疠，同上疝。"《类篇》释：疝，瘤肉起貌。有"郓（陈）
疢"一印。

5. 小儿病

"疳"，《玉篇》："疾也。"《集韵》："音甘。病也。"《正字通》："小儿
食甘物多生疳病……五疳诸积，腹大筋青，面黄肌瘦，或腹痛。"有"孙
疳"一例。

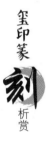

"疧"（瘯），《说文》："病也。从疒従声。"《玉篇》："瘲瘯，小儿病。"《集韵》："风病。"有"疧"白文印迹一枚。

"瘲"，《说文》："小儿瘲瘯病也。从疒恝声。"《玉篇》："瘲瘯，小儿病。"《集韵》："风病。"有"杨瘲"一例。

"瘠"（瘠），《五音集韵》："瘠，古文瘠字。"扬子《方言》："江湘间凡物生而不长大曰瘠。"《博雅》："瘠，短也。"有"甹（平）瘠"一例。

"兒"，《玉篇》："男曰儿，女曰婴"，男儿科有"兒"单字玺。

"婴"，女孩病。有"矦婴""婴璽""步婴"（封泥）、"張婴""鄒婴"等例。

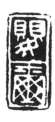
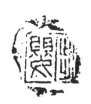
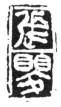

6. 口腔及五官病

"瘖",《说文》:"不能言也,从疒音声。"有"行瘖""肖（赵）瘖"
各两枚,"王瘖""郵（陈）瘖""毆瘖""郎瘖""鄃瘖"等多例。

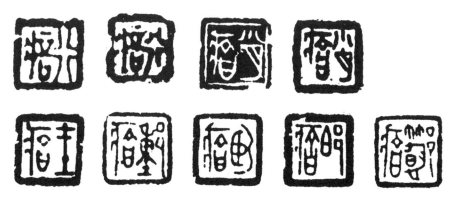

"疨"（痕）,《说文古籀三补》附录:"古玺王疨,说文所无,《集韵》:
'音鰕。喉病也。'"有"王疨"一例。

"疽",《说文古籀三补》:"疽,按自为鼻之本字,此当即古瘴字,
从自与从鼻同。"《集韵》:"瘴音鼻,病也。"《玉篇》:"手冷也,或作
痹。"（陈直疑"疽"为"瘜"字省文,《说文》:"瘜,寄肉也。"）有"徒
疽""丁疽"。

附：“陽城瘕”（《战国玺印分域编》释为“瘝”），“郿鼻”。

“瘕”（胗、疹），《集韵》：“音紧。唇疡也。”《说文》：“胗，唇疡也，籀文胗从疒。”《康熙字典》：“疹，唇疡也。”《玉篇》：“癮疹，皮外小起也。”有“肖（赵）瘕”“齊瘕”“郾瘕”“文是瘕”“事瘕”“陽瘕”等例。

“目”，《说文》：“目，人眼。”有“鞏目”“般目”“疾目”（陶器阴文）等多例。

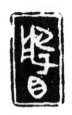
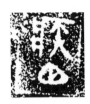

“齒”科，有“齒”“陳齒”“西方齒”“蒩齒”“中齒”“臣齒”“公孙

齿（齝）"肖（赵）齿""吴齿"等多例。

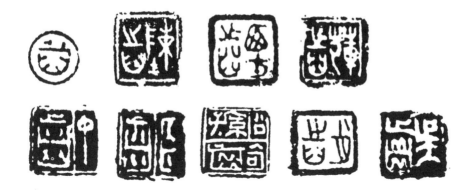

"齰"，同齜，智牙。《正字通》："男子二十四岁，女子二十一岁，齜牙生。又齿坚也。"《仪礼·既夕》："右齜左齜。"《疏》释曰："齜请牙两畔最长者也。"有"齰"印及齰封泥各一枚。

"犄"，《先秦玺印图说》释为"虎牙"。有"犄"一圆印。

"耳"约耳专科，有"文是耳""王耳""異耳""囗耳"，以及"韩耳"两枚、"粤（平）耳"两枚、"長（张）耳"四枚等多例。（其中"囗耳"及第三、第四枚"長（张）耳"的"耳"字《说文古籀补补》释为"国"字。《战国玺印分域编》"特色部首和字分域表"则列为"燕系耳部首"。）

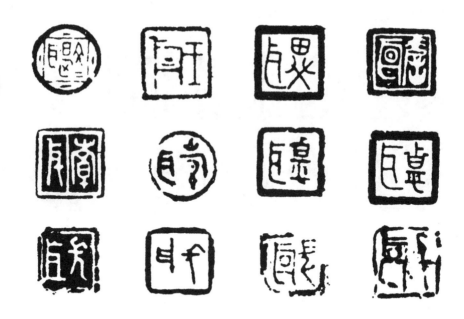

7. 未能归类的古玺印文

"疲",《说文》:"劳也。从疒皮声。"《玉篇》:"乏也"。有"公师疲"等例。

"疲",《战国玺印分域编》《先秦印风》释为"疲"或"瘦"。徐畅注释"瘦"系"疲"增符,应为疲之繁体。《印典》释作"疲"。有"王疲"两枚,"□疲""郾疲""郂疲""高疲""吕疲""事疲""吾丘疲""薁(郭)疲""朵疲""朩陰疲""穌疲""吴疲""孙疲"等。

　　"瘏"，《说文》："病也。从疒者声。"《集韵》："音徒。"有"文是瘏""肖（赵）瘏"等例。

　　"疢"，《说文》："病劣也。从疒及声。"《正字通》："病且至，故从及。"《广韵》："肥疢"。有"稣疢""卜疢""石疢"等例。

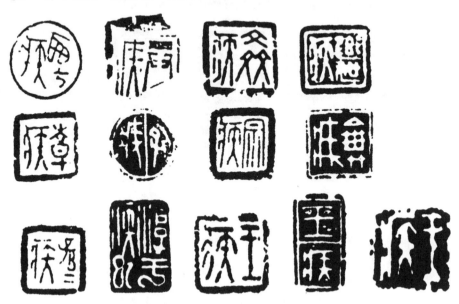

"疾"，《说文》："病也。从疒矢声。"《集韵》："音嫉。"有"西方疾""卞疾""文疾""率加疾""韩疾""孔疾""宗疾""弃疾""孙疾""淳于疾已"及三枚"王疾"等。

"瘨"（瘽），《集韵》："（瘨）音皇，病也。"《集韵》："（瘨）音涅，病也。"有"松瘨"。

"痢"，《集韵》："音聊。疾也。"有"秦痢""长（张）痢"等。

“疛”，《博雅》：“音讦，病也。或作疞。”有“長（張）疛”。

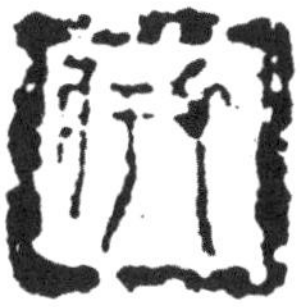

“痄”，《博雅》：“痄，病也。”《字汇补》：“音曹。”有“王痄”一枚。

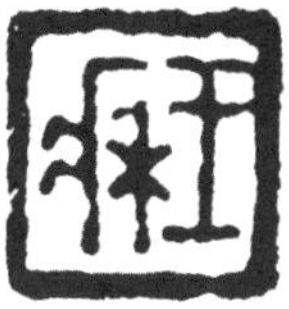

8. 归类无典、旧字书未载（或未释）及兽医类的“疒”旁古字玺印

“瘳”“瘷”“疛”“痒”“症”“痨”“痃”“瘻”“疕”“疘”“瘣”（瘻）“疢”“瘏”“瘱”“瘯”“瘯”“疷”“瘷”“瘃”“瘠”“瘊”、“瘨”、“瘢”“瘕”“瘟”“痟”“瘨”“疞”“瘃”“痊”“瘖”“瘗”“瘰”“痰”“瘤”“痖”“瘝”“疾”“瘍”等。

“瘳”，《说文》：“疾愈也。从疒翏声。”有“王瘳·中壹”双合印、“瘳旂”“瘳印”“任瘳”“和瘳”和两枚“王瘳”等白文印及“瘳崩”“瘳罕”“瘳冏”“瘳暈”“瘳康”“瘳䏌”“等朱文印。

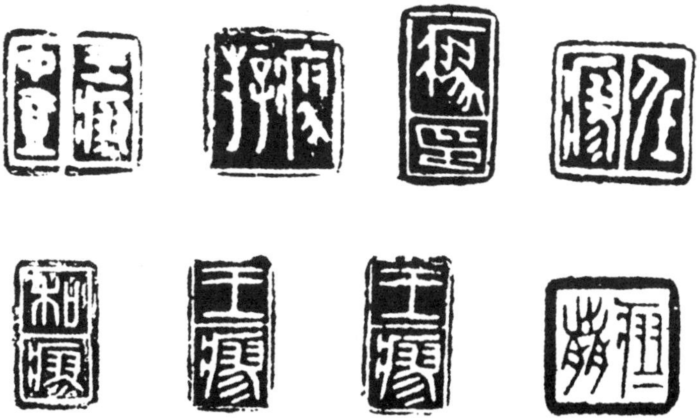

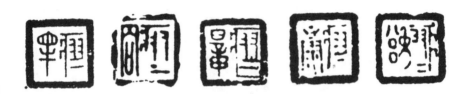

"瘰"（"瘰"《集韵》："音東。吴俗谓恶气所伤为瘰病。"），有"邯郸瘰"。

"疠"，《字汇补》："疠，籀文疒字。"有"司马疠""長（張）疠""王疠""肖（趙）疠""庆疠""韩疠""□疠"。

"痒"，《先秦印风》释为"痒"。有"司马痒"。

"症",《字汇》:"音雉。下部病。"有"事症""夜症""周(周)症""司马症""肖(赵)症述""郜症"。

"疕",有"長(張)疕""範疕""公孙疕""公孙生疕"。

"痣",有"鮇痣""□痣"。

"瘻",有"鄌瘻""煚瘻"。

"疕",有"事疕""□余疕"。

"疝"，《先秦印风》释为"瘃"。有"肖（赵）疝""吴疝""亳疝"
"王疝""輅疝"。

"癝"（瘻），有"司馬癝"。

"疢"，有"邹疢"。

"瘠"，有"肖（赵）瘠"。

"痋"，有"疕痋""朝痋"。

"瘕"，《战国玺印分域编》释为"癥"，《先秦玺印图说》释为"瘕"。有"長（張）瘕"一印。

"瘙"，有"韩瘙"。

"疧"，为瘠之省，《集韵》："瘠音胥，上声，痛病。"（《战国玺印分域编》释为"疧"。）有"蒂疧""司马疧"等例。

"癥"，有"癥亥""王癥"。

197

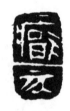

"疢"，有"肖（趙）疢"。

"瘠"，有"□瘠"。

"瘦"，有"析瘦""申瘦""鄲瘦"。

"瘦"，有"瘦"白文印迹。

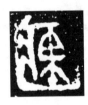

"癓"，有"和癓"。

"疢"，有"事疢"。

"瘂"，《字汇补》："瘂，音形。"有"穌瘂"。

"疛"，有"長生疛"。

"瀆"，有"肙（尹）瀆"。

"疠"，有此单字印。

"瘳"，有"長（張）瘳"。

"痙"，有"蚕痙"。

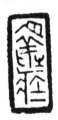

"瘠"，有"阡瘠"。

"瘦"，有"瘦羅"。

"癃"，有"络癃"。

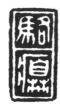

"痰"，有"樂痰"。

"疳"，有"司马疳""空同疳"。

"痼"，有"司马痼"。

"瘴"，有"分崖瘴""龏瘴"。

9. 兽医

《周礼·天官》《史记·货殖传》《后汉书·黄宪传》均记载，古有兽医，且注重马医、牛医等，可能与农耕社会有关。此类玺印发现不多，有四印可补此阙。

"疛"，《五音集韵》："音陶。疾也。"有"長（張）疛""肖（趙）疛""遽疛"，疑为犬医。

"瘩"，《说文》："目病。一曰恶气著身也。一曰蚀疮。从疒马声。"《集韵》："牛馬病。"有"王瘩"兽医。

另外，还有相当多"疒"旁的古籀文玺印：

"痹"（痱），《玉篇》："热生小疮。"《正字通》："今俗以触热肤疹如沸者，曰痹子。"有"處痹"一例。

"痄"，《集韵》作"伤口不愈合"，《玉篇》作"病甚也"。有"事痄""夜痄"等。

"瘁"，《集韵》："瘁同脿。脿，腹肿胀。"有"陳瘁"一例。

"瘀"，《说文》："瘀，积血也。"有"郇瘀"一例。

"癡"，《说文》："不慧也。从疒疑聲。"有"申癡""鄆癡"等例。

"痞"，《玉篇》音喝。《字林》："音答，一曰寒病。"《字形表》有古玺文"容痞。"

"瘛"（疢），疢瘌为麻风病俗名。有"□瘛"一例。

"痴"，《集韵》："音如，病也。"有"肖（趙）""藿痴"等例。

从战国医人所用玺印中，似可反映出先秦时期的医药临床实践、理论体系和行政管理已相当成熟；广泛持久深入的医药实践为《黄帝内经》等中医经典的产生提供了坚实的社会基础。这些医人玺印中反映出当时医疗专科之多，分工之细，医药行业的繁荣和执业管理之缜密等史实，弥补了这一阶段史籍及医典资料之不足。

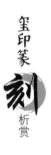

名医与印章

　　书法篆刻艺术与中医学同样根植于中国传统哲学思想，相通于"道法自然""中和中庸""阴阳虚实"等基本原则。

　　史料里多见历代医家、文人学士崇尚艺事的记载。东晋著名医药学家葛洪的"天台之观"摩崖刻石，米芾颂之"为大字之冠，古今第一"；传为南朝名医陶弘景所书的《瘗鹤铭》，历史公认为书法大字之祖；大唐杰出医学家孙思邈书法遒逸，收入《绍兴秘阁续帖》；宋代学士苏轼、黄庭坚、米芾和陆游，引领文翰，精于医方，传有著录，笔墨纵横；元末王履、明代王肯堂更是兼擅书法的医学大家；清初医学家傅山不但是书画高手，而且精于篆刻，他的印作风格高古，完备汉印神韵。

　　近代中医学家秦伯未，金石书画声名卓著；上海中医学院原院长程门雪，书刻兼擅，沉厚静穆；海上名医、医学教育家严苍山先生精于草书，究于用印，耿介拔俗，韵质高雅。他们的人品学养、医学思想和艺术造诣受到后人尊重景仰。

　　历来医学大家的脉案、处方十分讲究书法和印鉴，大多洋溢着书卷艺术气息，但是这类原作目前遗存已十分稀少。上海中医药大学俞尔科教授主编的《近代海上名医方案存真》和浙江中医药大学丁乾良教授编著的《中国古今名医处方真迹集珍》拾遗补阙，使我们有幸一睹名医大家的处方风采，虽然不一定是医家亲笔墨迹，但其上用印当是医家亲定的原印，今择其传承有序者，摘录下来，并综合其他资料，冀以管窥名医大家对其处方用印的美学思想。可惜的是，仍有众多名医大师的处方上没有印鉴，只得缺漏，令人遗憾。

1. 傅山

傅山（1607—1684），明清思想家、医学家、书法家、篆刻家，初名鼎臣，字青竹，改字青主，山西太原人。傅山为著名学者，明诸生，清初持民族气节的典范人物。梁启超称傅青主、顾炎武、黄宗羲、王夫之、李颙、颜元为"清初六大师"。有《傅青主女科》《傅青主男科》等著作。

《阳曲傅青主先生事略》载："工书，自大小篆，隶以下，无不精，兼工画。"傅山刻印风格高古，完备汉印神韵，《历代印章简编》载"韓巖私印"为傅山篆刻作品。另有"傅山印""傅山之印"等大小印蜕见诸傅山书画款印及其他书集刊物，当为傅山自刻自用印。

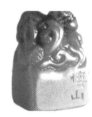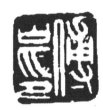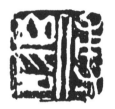

2. 陈莲舫

陈莲舫（1837—1914），青浦（今属上海）人，清御医，清末医家，名秉钧，又号乐余老人，青浦陈氏十九世医。曾五次征召为慈禧、光绪诊病，"国手御医"名誉盛极。光绪二十六年（1900）悬壶于上海北海路。1906 年创办上海医务总会。史载，子山农世其业。《陈莲舫医案秘钞》一书由门人董韵笙辑编出版。

其处方用绿色白文印"戊戌徵士"，以及朱红楷体无框长方印"山農侍诊"

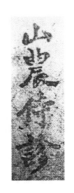

3. 丁甘仁

丁甘仁（1866—1926），字泽周，江苏武进孟河人，业医马培之，行医于孟河、苏州及上海。丁甘仁创办了上海中医专门学校，程门雪、黄文东、王一仁、严苍山、张伯臾、秦伯未、许半龙、章次公等中医名家均为早期毕业生。曾任"江苏省中医联合会"首任会长。著有《喉痧证治概要》，门人辑有《丁甘仁医案》。

处方用楷体朱文印"孟河丁甘仁製方""三男涵人长孙济萬襄诊"，处方左上有红印"……每逢朔望停诊藉以少休，如有急症险症相邀亦可通融"，先生仁心，令人感怀。

4. 陈筱宝

陈筱宝（1873—1937），字丽生，浙江海盐人，出生于中医世家，受业诸香泉，专长妇科，自成一家，称为"陈氏妇科"，名扬海内外。长子陈盘根，次子陈大年。

处方用圆朱文印"陳麗生氏"，以及楷体长方印"長子盤根侍诊"。

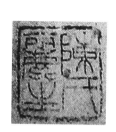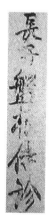

5. 恽铁樵

恽铁樵（1878—1935），名树珏，别号冷风、焦木、黄山，江苏省武进县（今江苏省常州市武进区）孟河人。16岁中秀才，毕业于南洋公学。后沉酣岐黄，就学于名医汪莲石。1920年开业，医名大振。1925年创办"铁樵中医函授学校"，培育了陆渊雷、章巨膺、顾雨时等优秀人才。著作有《恽铁樵中医函授讲义》《伤寒论研究》《群经见智录》等，编撰《药盦医学丛书》。

处方可见楷体朱文印"惲鐵樵诊"及篆白文印"強為善齋"，右上有圆朱文印"藥庵"。

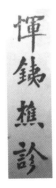

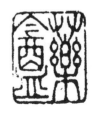

6. 王仲奇

王仲奇（1881—1945），名金杰，号懒翁，歙县富堨人。幼承家学，以治温热病著称，名扬江浙。1923年移居上海，行医40余年。1992年，安徽科技出版社出版《王仲奇医案》。

处方用朱文印"王仲奇氏"，右上有异形（葫芦形）朱文印"古歙畸人"。

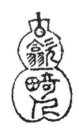

7. 徐小圃

徐小圃（1887—1959），名放，上海宝山人。幼承庭训，得父杏圃公传。设诊所于上海东武昌路，专业儿科。历任上海国医公会监察委员，新中国医学院附属医院儿科主任，中国医学院董事长，神州医学总会副会长等职。再传弟子陆鸿元整理出版《徐小圃医案医论集》。

处方用汉白文印"啸波无恙"，右上用记年押印"甲子"（1924）"乙丑"（1925）"丙寅"（1926）"丁卯"（1927）等是其特色。

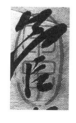 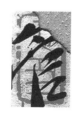 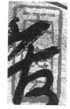 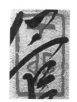

8. 顾筱岩

顾筱岩（1892—1968），名鸿贤，上海浦东人。从父云岩、兄筱云习医，先后悬壶于浦东和南市，以治疗疔、乳痈、疡科誉满沪上。1956年任职于上海中医文献研究馆。著有《疗疮走黄辨证施治》《乳部疾病谈》《穿骨流疽治疗体会》《委中毒的病因及治疗》《痄腮证治》《漫谈对口疽》《治愈形成空腔窦道的瘰疬一例体会》《骨槽风临证心要》《发背兼消渴治疗体会》《外治疗法经验》《漫谈大头瘟的治疗》等。

处方用多种汉白文印"顧筱巖诊"，右上用白文长印"謹慎為懷"，左上楷体长方朱文印"徒學沈楚翹胞姪伯平侍诊"。

   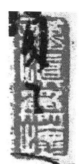 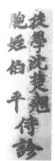

9. 陆渊雷

陆渊雷（1894—1955），名彭年，江苏川沙人，工书法、金石。1912 年从朴学大师姚孟醺学经学、小学。毕业后在国学专修馆、暨南大学、持志大学、中国医学院等处任教。1925 年起师事恽铁樵、章太炎，后在上海中医专门学校、上海中国医学院任教。与徐衡之、章次公创办上海国医学院，任教务长，并办遥从部函授中医学。1933 年前后任中央国医馆学术整理委员会委员。1950 后历任上海卫生局顾问，上海市中医学会主任委员、中医门诊所所长，上海市科学医学研究会副主任委员，上海中医学院筹备委员会主任委员等职。著作有《伤寒论今释》《金匮要略今释》《陆氏医论集》《中医生理术语解》《中医病理术语解》《流行病须知》《伤寒论概要》《脉学新论》《舌诊要旨》等。

常用古玺朱文印"陸渊雷"（齐侯钟"雷"字）、"肖馬"，古玺白文印"彭年之鉨"

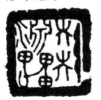 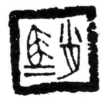

10. 严苍山

严苍山（1898—1968），名云，浙江宁海人。中医学家、中医教育家、书法家。幼受庭训，从祖学医。毕业于上海中医专门学校，后主持上海四明医院医务，擅热病危急重症中医药治疗。参与创办上海中国医学院。新中国成立后，任上海市中医文献馆馆员、上海中医学会常务委员兼秘书长等职。著有《痧疫家庭治疗集》《汤头歌诀续集》《严苍山先生医案》等。

处方等用印：行书长方隔栏白文印"寧海醫家嚴蒼山氏壬午後處方之記"，随形印"羊裘家世"（二枚），膏方首页用手摹古砖文印"既

壽考宜孫子"，汉白文印"嚴雲之印"，古玺朱文印"嚴蒼山氏""蒼
山""三十六雷山齋主"（楚公钟"雷"字，同"畾"），另有汉白文印
"蒼山翰墨"。

11. 秦伯未

秦伯未（1901—1970），中医学家、书法家，参与创办上海中国医学
院。任卫生部中医顾问、北京中医学院学术委员。著作有《清代名医医
案精华》《清代名医医话精华》《内经知要浅解》《内经类证》《秦氏内经
学》《谦斋医学讲稿》等。

秦氏精于书画篆刻，对印章极为讲究，所用大都为篆刻名家之作。
如白文印"秦伯未"，汉白文印"曾作越人游"，古玺朱文印"伯未"，押
印"秦押"，圆朱文印"谦齋藏印"，圆朱文印"谦齋"。

12. 程门雪

程门雪（1902—1972），名振辉，字九如，号壶公，徽州婺源（今属江西）人。师从汪莲石，就读上海中医专门学校。1926年被母校聘为教员，后出任该校教务长并兼沪南广益中医院医务主任。1954年任上海市第十一人民医院中医科主任，1956年任上海中医学院首任院长。著述有《金匮篇解》《伤寒论歌诀》《未刻本叶氏医案校注》《叶案存真评注》《藏心方》《女科歌诀》《西溪书屋夜话录歌诀》等。

程门雪擅书法，精篆刻，处方、法书、绘画上均钤有自刻印章。可见"皖南程氏""蒲石山房""愿为良醫""程門雪印""新安程門雪丙子後處方之記""新安程門雪處方之記""門雪無疆"等印章。

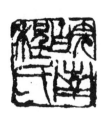 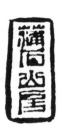 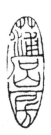 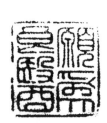

 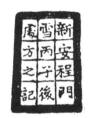 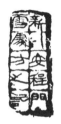 

13. 黄文东

黄文东（1902—1981），字蔚春，江苏吴江人。幼承庭训，后入上海中医专门学校。毕业悬壶震泽。1931年应丁济万院长的邀请，返校任教务长。新中国成立后，主办上海市中医进修班、中医师资训练班，历任上海市第十一人民医院内科主任，上海中医学院中医内科教研组主任、附属龙华医院中医内科主任。1978年任上海中医学院院长。撰有《丁氏学派的形成和学术上的成就》《近代中医流派经验选集》《黄文东医案》等，主编《中医内科学》和《著名中医学家的学术经验》。另由学生整理出版《黄文东教授运用调气法治疗胃痛的经验》《黄文东教授治疗慢性泄泻的经验》。

其常用白文印"莐花館主"。

14. 陈道隆

陈道隆（1903—1973），字芝宇，浙江杭州人。就读浙江中医专门学校，毕业后任学校附属中医院院长、校政监督。1924年在杭州开业，并师事名老中医黄香岩，医道大进。性仁义，多济困，诊所案几上放"贫病不计"标牌，每天留出免费名额诊治穷困病人。著有《陈道隆医案》及合著《内科临证录》等。

处方用细朱文印"陳道隆",朱文印"陳道隆",古玺朱文印"陳道隆"。

  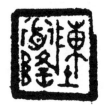

15. 石筱山

石筱山（1904—1964），原名瑞昌，字熙侯，江苏无锡人，创石氏伤科流派。1956年任上海中医学院伤科教研组主任、附属龙华医院伤科主任，兼任上海市卫生局伤科顾问，华东医学院伤科顾问，上海市中医学会副主任委员兼伤科学会主任委员。著有《从医史中认识祖国伤科的成果》《病因及伤科病因的探讨》《"筋骨损伤"治略》《祖国伤科内伤的研究》《伤科论治一斑》《脑震伤的理论探讨》《石氏伤科经验介绍》《伤科讲义》《石筱山医案》等。

其处方用椭圆朱文印"延年益壽"，宋体无框长方印"石筱山仝弟幼山诊牋胞侄纯農襄诊"。

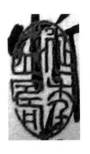

16. 张赞臣

张赞臣（1904—1993），名继勋，以字行，晚号壶叟。江苏武进人。世操医业，幼承庭训，受父伯熙公教诲学医。16岁入上海中医专门学校，后转读于上海中医学院，师从谢利恒、曹颖甫诸公。执教于中国医学院、新中国医学院。后创办上海国医讲习所、中国医药研究所等。新中国成立后历任上海市中医门诊部副主任，上海市卫生局中医处副处长，上海市中医文献研究馆副馆长，卫生部医学科学委员会委员，国家科委中医专业委员会委员，上海中医学院耳鼻喉科教研组主任、教授。临证以外、喉科见长。晚年主编《中医喉科集成》，撰有《中国历代医学史略》《中国诊断学纲要》《张赞臣临床经验选编》《咽喉病新镜》等。

其处方用白文印"南陽舊業""中醫師張贊臣處方"，椭圆朱文印"慕安"。

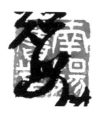  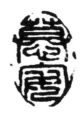

17. 陈存仁

陈存仁（1908—1990），原名陈承沅，上海市人。师从丁甘仁、丁仲英，毕业于上海中医专门学校。上海名医，后赴香港行医。主编《中国药学大辞典》《皇汉医学丛书》《中国药学大典》，著有《中国医学史图鉴》《津津有味谭》《伤寒手册》《食物疗病方》《胃病验方》《小儿百病验方》等。

其处方用楷体朱文印"陳存仁"，隶体栅栏多字印"己酉七月慶熙大學授予博士學位紀念"，楷书签名印"陳存仁"。

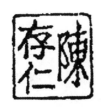
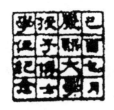

仁存陈

18. 徐嵩年

徐嵩年（1909—2003），幼承家学，擅书画。早年受业于吴绍堂、丁济万门下，1936 年毕业于上海中医学院。任龙华医院教授，着力中医肾病研究，龙华医院肾病专科创始人。著有《肾与膀胱证治经验》（屠天纯整理）。

其处方用格栏朱文印"嵩年之鉨"，白文古玺印"徐嵩年"，椭圆金文印"慧盦"。

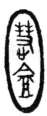

19. 徐荣斋

徐荣斋（1911—1982），字国椿，晚年自号三补老人，浙江绍兴人。师从名医杨哲安，又曾问业曹炳章。20 世纪 50 年代末任教于浙江中医学院，副教授，首批硕士生导师。著有《读书教学与临症》《重订通俗伤寒论》《妇科知要》《内科精要汇编》等。

其处方用古玺朱文印"闲斋司醫之章"（"司"甲骨为"司"，金文为"嗣"，见散盘、盉方彝、曶鼎等）。

20. 丁济民

丁济民（1912—1979），江苏武进人。丁甘仁之嫡孙，自幼熏陶，家学余韵。历任上海市第十一人民医院副院长、上海中医学院医史教研组主任、龙华医院副院长等职。论著有《分症医案选注》《流行性乙型脑炎的中医治疗》《病毒性肝炎的辨证施治》等。

其处方有白文印"丁濟民"，满白汉印"孟河世家"。

 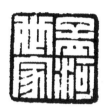

21. 裘沛然

裘沛然（1913—2010），国医大师，浙江慈溪人，1934年毕业于上海中国医学院。悬壶慈溪、宁波、上海。1958年入教上海中医学院，历任国家科委中医组成员、卫生部医学科学委员会委员、上海中医药大学专家委员会主任、终身教授等职。在中医基础理论、中医各家学说、针灸及哲学、史学、文学诸领域均有造诣，为培养中医人才做出了贡献。著作有《人学散墨》《壶天散墨》《剑风楼诗文钞》《裘沛然选集》等，主编《中医历代各家学说》《新编中国针灸学》《中国医籍大辞典》等。

其常用圆朱文印"裘沛然"，朱文印"沛然诗書"，圆朱文闲章"逝者如斯"，朱文古玺印"劍風樓"。

 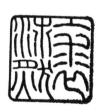 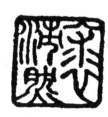 

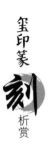

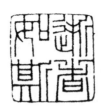 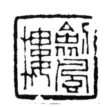

22. 任应秋

任应秋（1914—1984），四川省江津县（今重庆市江津区）人，毕业于江津县国医专修馆，1936年入读上海中国医学院，受教于丁仲英、谢利恒、曹颖甫、陆渊雷、陈无咎诸前辈。20世纪40年代，任《华西医药杂志》主编，1952年任重庆市中医进修学校教务主任和重庆市中医学会秘书长，后调北京中医学院，先后任文献编研组、科研办公室、各家学说教研室、医史教研室主任，中医系主任兼中医基础理论研究社社长等职。著有《任应秋医学讲座文集》《伤寒论语译》《金匮要略语译》《病机临证分析》《医学启源》《运气学说》《阴阳五行》等，晚年编辑《任应秋论医集》。

其处方常用汉白文印"應秋處方"。

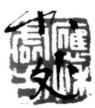

23. 顾伯华

顾伯华（1916—1993），上海市人。出身于世代业医之家，幼随父顾筱岩学中医外科。1936年毕业于上海中医学院，即设诊所于上海。历任上海中医学院外科教研组主任、龙华医院外科主任、上海市中医学会外科学会主任委员，1980年任全国高等医药院校中医外科师资进修班主任。著有《改进枯痔疗法治疗内痔》《中医外科学讲义》《中医外科学中级讲义》《中医外科临床手册》《顾伯华外科经验选》。

其处方用朱文印"顧伯華印"。

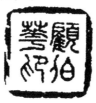

24. 金明渊

金明渊（1917—2006），承家学，侍诊祖金百川，父金养田。1935 年
执业，悬壶沪上。1954 年后在华东医院、上海市第六人民医院从事中医
临床、教学、科研工作。任上海市中医学会内科学会副主任委员，上海
中医药大学专家委员会委员，上海中医医院专家顾问委员会委员。全国
首批老中医药专家学术经验继承工作指导老师，1995 年被评为"上海市
名中医"。论文有《论伤寒卫气营血与三焦》《血气刺痛（血紫质病）治
验》《论揆度奇恒》等，有专著多种。

其处方用朱文印"金明渊氏"，白文印"岐黄傳家"，随形朱文印
"恨故□見我"。

25. 朱良春

朱良春（1917—2015），江苏镇江人。师从孟河马惠卿，继学于苏州
国医专科学校，毕业于上海中国医学院，受教于章次公。1939 年在南通
开业行医。后创办南通中医专科学校，任副校长。1956 年成立市级中医
院，任院长，后受聘为南京中医药大学教授。全国首批老中医药专家学
术经验继承工作指导老师，2009 年被评为国医大师。著作有《章次公医
案》《医学微言》《朱良春用药经验集》《现代中医临床新选》等。

其处方用朱文印"朱良春"，长方朱文印"學到知羞"，白文印"葆春軒主人"。

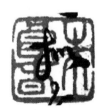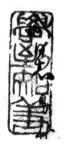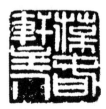

26. 王玉润

王玉润（1919—1991），出身于中医世家，祖、父均沪上名医。1935年考入上海新中国医学院，师从徐小圃。1939年毕业后自设诊所。先后任上海第十一人民医院、曙光医院儿科主任，上海中医学院儿科教研室主任、学院院长，国务院学位委员会委员，全国血吸虫病防治研究会副主任委员等职。主编《中医儿科学》《儿科学》等教材，参加编写《血吸虫病防治手册》《寄生虫病学》。

其处方用圆朱文印"上海王氏六世醫家"，细朱文印"引溪橋畔人家醫傳六世□"。

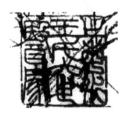

27. 徐蔚霖

徐蔚霖（1919至今），1940年毕业于中国医学院，后任上海市第一、第六人民医院儿科顾问，上海市中医内科进修班副主任，上海市儿童医院儿科主任医师。1995年被评为"上海市名中医"。发表《中医儿科的奠基者钱乙》《祖国医学阴阳与脏腑正邪四诊八纲理法方药和各家学说关系简表》等，主审与参编《中医儿科临床实用手册》《中西医临床实用手册》。

其处方有白文印"蔚霖書翰"，随形（葫芦）朱文印"吉祥"，朱文印"涵德書屋"。

 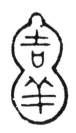 

28. 王乐匋

王乐匋（1921—1998），安徽歙县人，精书法绘画。笔名老陶，别名默庐。"新安王氏医学"第五代传人，安徽中医学院教授，安徽省新安医学会会长，全国首批老中医药专家学术经验继承工作指导老师。著有《老陶读医随笔》《初读斋医话》等。

其处方有白文印"王樂匋"，圆朱文印"宜齋"，押印"一片冰心"。

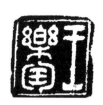 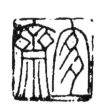 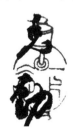

29. 张镜人

张镜人（1923—2009），一作景纯，又名存鉴，字恂箬。家学渊源，为张氏内科第十二代传人。历任上海市第一人民医院中医科主任、上海医科大学教授、上海市卫生局副局长、上海市中医药学会理事长、全国首批老中医药专家学术经验继承工作指导老师，获"国医大师"称号。主编及参编《中华名中医治病囊秘——张镜人》《辞海·中医学科》等。

其处方有朱文古玺印"恂簃長壽"，白文半栏印"清河"，满白文印
"朝暉書屋"。

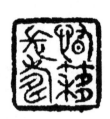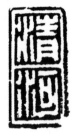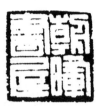

附：《上海中医药博物馆馆藏珍品》载明代白文印"倪硯香診"

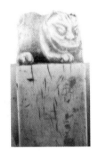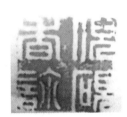

主要参考文献

1. 朱伟常 . 医林吟韵 . 北京：人民卫生出版社，2012.

2. 王福庵 . 王福庵印存 . 上海：上海朵云轩，1990.

3. 上海书画出版社 . 石鼓文 . 上海：上海书画出版社，1999.

4. 王福庵 . 王福庵印存 . 杭州：西泠印社出版社，2000.

5. 沙孟海 . 印学史 . 杭州：西泠印社出版社，1999.

6. 许雄志 . 秦代印风 . 重庆：重庆出版社，2013.

7. 庄新兴 . 战国玺印分域编 . 上海：上海书店出版社，2001.

8. 上海书画出版社 . 上海博物馆藏印选 . 上海：上海书画出版社，1979.

9. 庄新兴 . 汉晋南北朝印风 . 重庆：重庆出版社，2011.

10. 方小壮 . 汉印 . 上海：上海书店出版社，2003.

11. 余正 . 浙派篆刻 . 上海：上海书店出版社，2003.

12. 傅嘉仪 . 历代印匋封泥印风 . 重庆：重庆出版社，1999.

13. 谷松章 . 鸟虫篆印技法解析 . 重庆：重庆出版社，2006.

14. 韩天衡，陈道义 . 点击中国篆刻 . 上海：上海人民美术出版社，2006.

15. 刘江 . 中国印章艺术史 . 杭州：西泠印社出版社，2007.

16. 孙慰祖 . 中国印章：历史与艺术 . 北京：外文出版社，2010.

17. 王廷洽 . 中国古代印章史 . 上海：上海人民出版社，2006.

18. 吴清辉 . 中国印学 . 北京：中国美术出版社，2010.

19. 钱君匋，叶潞渊 . 中国玺印源流 . 上海：上海书局，1963.

20. 了一，元白．圆朱文印精萃．上海：上海书店出版社，2002.

21. 浙江古籍出版社．中国历代篆刻集粹·明清流派．杭州：浙江古籍出版社，
    2007.

22. 韩天衡，张炜羽．中国篆刻流派创新史．上海：上海书画出版社，2011.

23. 徐畅．先秦玺印图说．北京：文物出版社，2009.

24. 西泠印社．孤山证印国际印学峰会论文集．杭州：西泠印社出版社，2005.

25. 余正．清代浙派印风．重庆：重庆出版社，2011.

26. 马国权．近代印人传．上海：上海书画出版社，1998.

27. 浙江古籍出版社．中国历代篆刻集粹·邓石如、吴让之．杭州：浙江古籍出版
    社，2014.

28. 浙江古籍出版社．中国历代篆刻集粹·赵之谦、徐三庚．杭州：浙江古籍出版
    社，2013.

29. 浙江古籍出版社．中国历代篆刻集粹·吴昌硕．杭州：浙江古籍出版社，2014.

30. 傅嘉仪．新出土秦代封泥印集．杭州：西泠印社出版社，2002.

31. 康殷，任兆凤．印典．北京：中国友谊出版公司，2002.

32. 朱天曙．押印．上海：上海书画出版社，2003.

33. 翟屯．徽派篆刻．合肥：安徽人民出版社，2005.

34. 戴山青．黄牧甫印影．北京：荣宝斋出版社，1997.

35. 齐白石．齐白石印谱．长沙：湖南美术出版社，2002.

36. 张用博，蔡剑明．来楚生篆刻述真．上海：华东大学出版社，2004.

37. 袁慧敏．王福庵印举．上海：上海书画出版社，2012.

38. 俞尔科．近代海上名医方案存真．上海：上海中医药大学出版社，2010.

39. 丁乾良．中国古今名医处方真迹集珍．杭州：西泠印社出版社，2009.

40. 章群．四知堂珍藏吴让之印存孤本．杭州：西泠印社出版社，2010.

41. 张郁明．肖形印．上海：上海书画出版社，2003.

42. 庄新兴．战国玺印．上海：上海书画出版社，2003.

43. 上海书画出版社．殷周金文精粹．上海：上海书画出版社，2008.

44. 韩天衡．历代印学论文选．杭州：西泠印社出版社，1999.

45. 韩天衡 . 中国印学年表 . 上海：上海书画出版社，2012.

46. 施元亮 . 花押印汇 . 上海：上海书画出版社，1995.

47. 西泠印社 . 历代印章简编 . 杭州：西泠印社，1978.

48. 周亮工，汪启淑 . 印人传 续印人传 . 扬州：江苏广陵古籍刻印社，1998.

49. 吴大澂，丁佛言，强运开 . 说文古籀补三种 . 北京：中华书局，2011.

50. 黄宾虹 . 黄宾虹古玺印释文选 . 上海：上海书画出版社，1995.

51. 刘志基，张再兴 . 中国异体字大系——篆书编 . 上海：上海书画出版社，2007.

52. 许雄志，谷松章 . 秦印文字汇编 . 郑州：河南美术出版社，2001.

53. 徐文镜 . 古籀汇编 . 上海：上海书店出版社，2013.

54. 罗福颐 . 古玺汇编 . 北京：文物出版社，1994.